Cáncer de estómago

Enterarse de que tiene cáncer de estómago puede resultar abrumador. El objetivo de este libro es ayudarlo a obtener el mejor tratamiento para el cáncer. Este libro presenta los estudios y tratamientos que recomiendan los expertos en cáncer de estómago.

La National Comprehensive Cancer Network® (NCCN®) es una alianza sin fines de lucro de 27 de los centros oncológicos más destacados del mundo. Los expertos de la NCCN han elaborado pautas de tratamiento para los médicos especializados en cáncer de estómago. Estas pautas recomiendan las mejores prácticas para el tratamiento del cáncer. La información de este libro para pacientes se basa en las pautas elaboradas para los médicos.

Este libro se enfoca en el tratamiento del cáncer de estómago. Los puntos claves del libro están resumidos en la guía rápida correspondiente **NCCN Quick Guide™**. La NCCN también ofrece libros para pacientes sobre cáncer de esófago, de colon y de páncreas como también para otros tipos de cáncer. Consulte la biblioteca completa de libros, resúmenes y otros recursos para pacientes en **NCCN.org/patients**.

Créditos

La NCCN tiene como objetivo mejorar la atención de los pacientes con cáncer. El personal de la NCCN trabaja con expertos para crear programas y recursos útiles para las diversas partes interesadas. Las partes interesadas incluyen, entre otros, médicos, pacientes y empresas. Un recurso es la serie de libros para pacientes llamada Pautas de la NCCN para pacientes (NCCN Guidelines for Patients®). Cada libro presenta las mejores prácticas para un tipo de cáncer. Los libros para pacientes se basan en las pautas clínicas elaboradas para oncólogos. Estas pautas son las Pautas de práctica clínica en oncología de la NCCN (NCCN Guidelines®). Estas pautas describen las mejores opciones de atención médica para distintos grupos de pacientes. Muchos médicos las utilizan para planificar el tratamiento de sus pacientes.

Paneles de expertos elaboran las pautas NCCN Guidelines®. La mayor parte de los expertos pertenecen a instituciones miembro de la NCCN. Entre los panelistas, hay cirujanos, radiooncólogos, oncólogos médicos y defensores de pacientes. Las recomendaciones de las pautas NCCN Guidelines se basan en ensayos clínicos y en la experiencia de los panelistas. Estas pautas se actualizan una vez al año como mínimo. Cuando se obtiene el financiamiento, se actualizan los libros para pacientes para que reflejen la versión más reciente de las pautas NCCN Guidelines para médicos. Consulte más información sobre las pautas NCCN Guidelines en **NCCN.org/clinical.asp**.

El personal de la NCCN que participa de la elaboración de las pautas de la NCCN para pacientes NCCN Guidelines for Patients incluye:

Máster en Ciencias Dorothy A. Shead,
Directora, Operaciones de Información clínica y para pacientes

Dra. en Psicología Laura J. Hanisch,
Redactora médica/especialista en información para pacientes

Lacey Marlow
Redactora médica asociada

Rachael Clarke
Coordinadora de diagramación y datos para las pautas

Susan Kidney
Especialista en diseño gráfico

Avalado y parcialmente patrocinado por

DEBBIE'S DREAM FOUNDATION: CURING STOMACH CANCER

Como organización cuya misión incluye ofrecer servicios de apoyo y educación gratuitos a nivel internacional para pacientes de cáncer de estómago, sus familias y cuidadores, la fundación Debbie's Dream Foundation: Curing Stomach Cancer (DDF) se dedica a concientizar sobre el cáncer de estómago, fomentar el financiamiento para la investigación y cumplir el objetivo más importante de lograr que la cura para el cáncer de estómago sea una realidad. DDF se enorgullece de respaldar este importante y completo recurso para los pacientes y sus familias.
www.DebbiesDream.org

NO STOMACH FOR CANCER

Somos una organización que trabaja diligentemente para fomentar la concientización de educación sobre el cáncer de estómago dentro de la comunidad médica y científica y para compartir esa información con los pacientes y sus cuidadores. Con el objetivo de cumplir con la misión de la organización, NSFC apoya las investigaciones sobre cribado, detección temprana, tratamiento y prevención del cáncer de estómago. No Stomach For Cancer se enorgullece de respaldar estas pautas completas para los pacientes y sus familias.
www.nostomachforcancer.org

Con respaldo de la fundación NCCN Foundation®

La NCCN Foundation apoya la misión de la National Comprehensive Cancer Network® (NCCN®) para mejorar el tratamiento de los pacientes con cáncer. Uno de sus objetivos es recaudar fondos para crear una biblioteca de libros para pacientes. Consulte más información acerca de la fundación NCCN Foundation en **NCCN.org/foundation**.

National Comprehensive Cancer Network (NCCN)
275 Commerce Drive • Suite 300
Fort Washington, PA 19034
+1 215.690.0300

Cáncer de estómago

¿A quién está dirigido este libro?

La información en este libro habla sobre el cáncer de estómago. Este cáncer también se llama cáncer gástrico. Es posible que los pacientes y quienes los apoyan –cuidadores, familiares y amigos– encuentren que este libro les resulta útil. Puede ayudarlo a hablar y decidir junto con los médicos el mejor tratamiento para usted.

¿Por dónde debo comenzar a leer?

Empezar por la **Parte 1** puede ser útil. Explica qué es el cáncer de estómago. Tener más conocimiento sobre este cáncer puede ayudarlo a comprender mejor el tratamiento. La **Parte 2** explica la estadificación del cáncer que se utiliza para planificar el tratamiento. La **Parte 3** describe qué estudios y otras medidas de atención se necesitan antes del tratamiento.

Las partes 4 a 6 detallan el tratamiento del cáncer de estómago. La **Parte 4** describe brevemente los tratamientos. La **Parte 5** es una guía de opciones de tratamiento que se basan, en parte, en la extensión del cáncer. Los consejos para tomar decisiones acerca del tratamiento se presentan en la **Parte 6**.

¿Todo el libro es pertinente para mi caso?

Este libro incluye información para muchas situaciones. Su equipo de tratamiento puede ayudarlo. Puede indicarle qué información es pertinente para su caso y además puede ofrecerle más información. Mientras lee este libro, puede resultar útil hacer una lista de preguntas para hacer a sus médicos.

Las recomendaciones de este libro se basan en la ciencia y en la experiencia de los expertos de la NCCN. Sin embargo, es posible que estas recomendaciones no sean adecuadas para usted. Sus médicos pueden sugerir otros estudios y tratamientos de acuerdo con su estado de salud y otros factores. Si le dan otras sugerencias, siéntase libre de preguntar a su equipo de tratamiento.

Claridad de los términos médicos

En este libro, se incluyen muchas palabras médicas. Muy probablemente escuche estas palabras en boca de su equipo de tratamiento. Es posible que muchas de esas palabras sean nuevas para usted y que sea mucho lo que tenga que aprender.

No se desaliente mientras lee. Siga leyendo y analice la información. No se quede con la duda; pida a su equipo de tratamiento que le explique las palabras o frases que no comprenda.

Las palabras que posiblemente no conozca se definen en el texto o en el *Diccionario*. Las palabras del *Diccionario* están subrayadas la primera vez que se utilizan en una página.

Los acrónimos también se definen la primera vez que se utilizan y en el *Glosario*. Los acrónimos son siglas formadas con las primeras letras de varias palabras. Un ejemplo es ADN para **á**cido **d**esoxirribo**n**ucleico.

National Comprehensive Cancer Network®

1 Nociones básicas sobre el cáncer de estómago

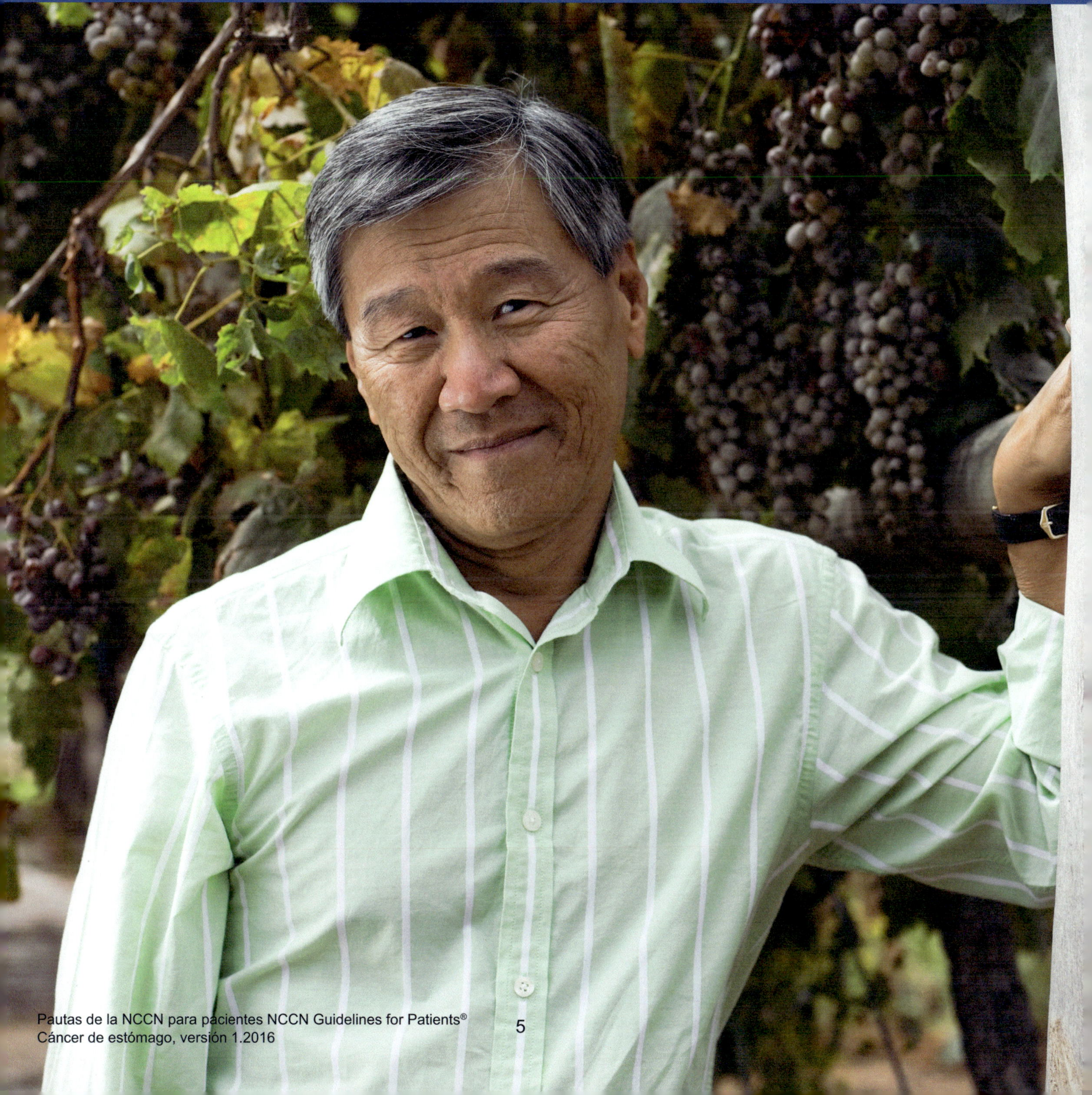

1 Nociones básicas sobre el cáncer de estómago

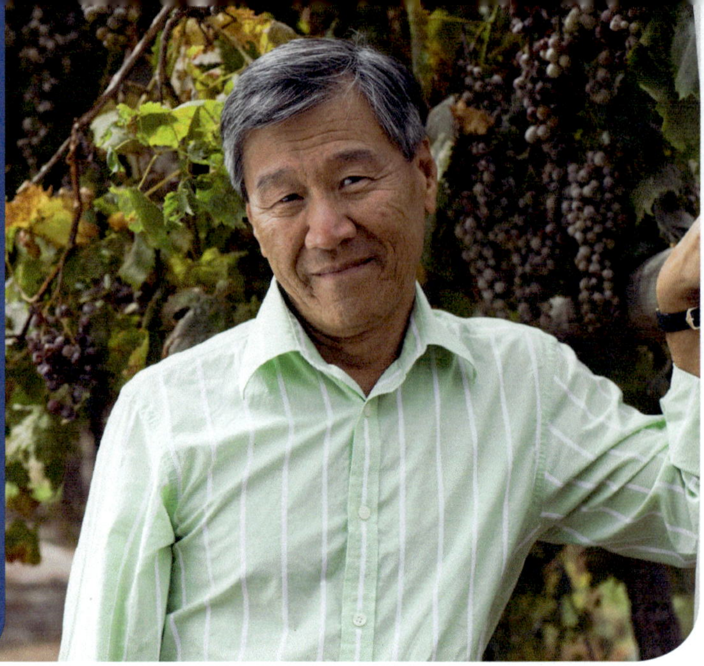

Se enteró que tiene cáncer de estómago. Es normal sentirse conmocionado y confundido. La Parte 1 analiza algunas nociones básicas que pueden ayudarlo a aprender acerca del cáncer de estómago. Estas nociones básicas también pueden ayudarlo a comenzar a planificar el tratamiento.

"La experiencia que he tenido que afrontar es seguramente una que jamás imaginé que iba a vivir. Ha sido abrumadora, escalofriante y muy intensa por momentos. Estoy muy feliz de que pueda contar con esta guía para ayudarlo durante esta experiencia que, estoy segura, tampoco nunca imaginó que le tocaría vivir. Espero que le traiga paz y seguridad, especialmente cuando las cosas parecen un poco inciertas".

Heather Huus
Defensora, No Stomach For Cancer

El estómago

El sistema digestivo descompone los alimentos para que el cuerpo pueda utilizarlos. En este sistema, el estómago es uno de los cuatro órganos que forman el tracto gastrointestinal. Los alimentos pasan de la boca al estómago a través del esófago. En el estómago, los alimentos se descomponen hasta formar un líquido. Del estómago, los alimentos pasan al intestino delgado donde el torrente sanguíneo absorbe los nutrientes. El intestino grueso prepara los alimentos no utilizados para que el cuerpo los evacue.

Como se indica en la **Figura 1**, el estómago es un saco grande, con forma de J. Sus paredes tienen cuatro capas principales. La capa interior que está en contacto con los alimentos se llama mucosa. Está formada por tres subcapas: el epitelio, la lámina propia y la capa muscular de la mucosa.

El epitelio produce un líquido pegajoso y espeso llamado moco que protege el estómago. La lámina propia contiene tejido conectivo, pequeños vasos linfáticos y glándulas. La linfa es un líquido transparente que lleva agua y alimento a las células y contiene glóbulos sanguíneos que combaten gérmenes. La capa muscular de la mucosa es una franja delgada de músculo.

La segunda capa de la pared del estómago se llama submucosa. Consiste en tejido conectivo, células nerviosas y glóbulos sanguíneos. También contiene vasos linfáticos más grandes.

La tercera capa se llama capa muscular propia. Está formada sobre todo por fibras musculares. Estos músculos ayudan a mover los alimentos a través del estómago.

La cuarta capa es la parte exterior de la pared del estómago. Consiste en serosa. La serosa, también llamada peritoneo visceral, es una membrana. Tiene una capa delgada de tejido conectivo, llamada subserosa, que está cubierta por una sola hilera de células que producen líquido lubricante. Este líquido permite que el estómago se mueva suavemente contra otros órganos.

Figura 1.
El estómago

El estómago forma parte del tracto gastrointestinal. Descompone los alimentos en un líquido que utiliza el cuerpo. Sus paredes tienen cuatro capas principales: mucosa, submucosa, capa muscular propia y serosa.

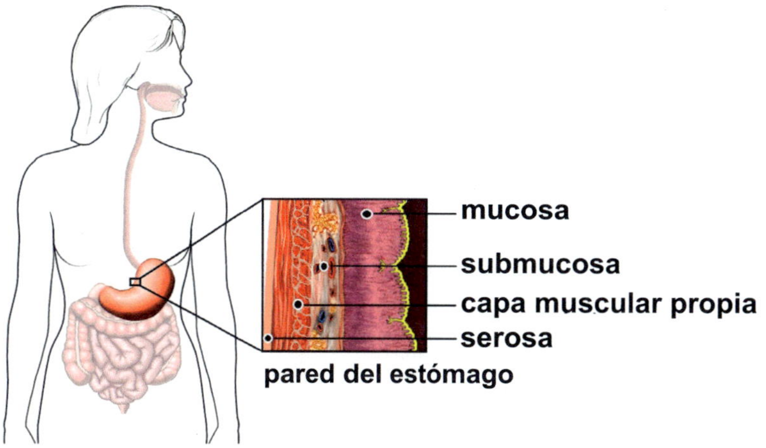

Una enfermedad de las células

El cáncer es una enfermedad de las células. Dentro de las células, hay instrucciones codificadas para formar nuevas células y controlar cómo se comportan. Estas instrucciones se llaman genes. Los genes son parte del ADN (**á**cido **d**esoxirribo**n**ucleico), que forman grupos denominados cromosomas. **Ver Figura 2**. Los cambios anormales (mutaciones) en los genes hacen que las células normales se transformen en cancerosas. Los investigadores todavía están tratando de entender qué hace que los genes muten y causen cáncer.

Casi todos los cánceres de estómago son adenocarcinomas. Los adenocarcinomas son tumores de las células que tapizan las glándulas y, en el caso del cáncer de estómago, producen moco.

Los adenocarcinomas del estómago son el foco de este libro. Consultar las guías para pacientes sobre linfomas y sarcomas en **NCCN.org/patients**.

Hay dos tipos principales de adenocarcinomas de estómago. Las células de tipo intestinal se aglutinan y forman estructuras con forma de tubo y con forma de glándula. Las células de tipo difuso no se aglutinan y se extienden fácilmente a las estructuras cercanas.

Muchos cánceres que comienzan en el estómago se tratan como cánceres de estómago. Sin embargo, los tumores que comienzan en la parte superior del estómago y cruzan la UEG (**u**nión **e**sofago**g**ástrica) se tratan como cánceres de esófago. La UEG es el área entre el esófago y el estómago. Consulte las opciones de tratamiento para estos cánceres en *Pautas de la NCCN para pacientes NCCN Guidelines for Patients: Cáncer de esófago*.

Figura 2. Material genético de las células

La mayor parte de las células humanas contienen el "plano de la vida" (el plano según el cual se crean y funcionan nuestros cuerpos). El plano se encuentra dentro de los cromosomas, que son cadenas de ADN que envuelven firmemente las proteínas. Los genes son pequeñas piezas de ADN que contienen instrucciones para formar nuevas células y controlar cómo se comportan. Los seres humanos tienen aproximadamente 24 000 genes.

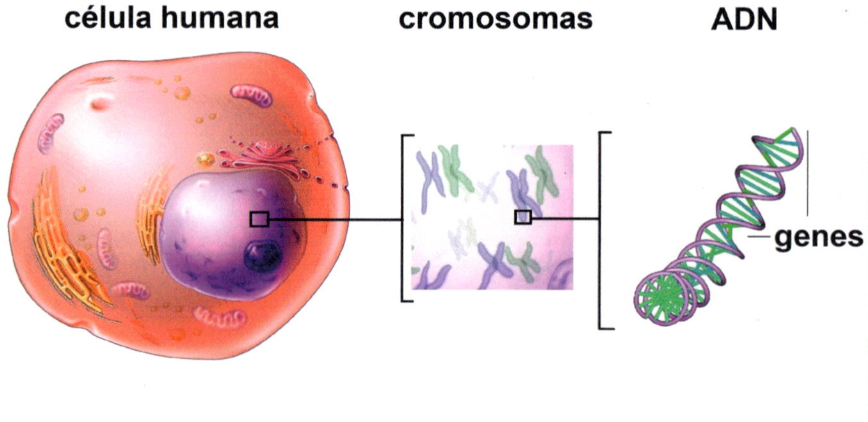

La amenaza del cáncer

Las células cancerosas no se comportan como las células normales en tres aspectos claves. Primero, las mutaciones de los genes hacen que las células crezcan más rápido y vivan más tiempo. Las células normales crecen y luego se dividen para formar nuevas células cuando es necesario. Además, se mueren cuando envejecen o se dañan como se muestra en la **Figura 3**. En cambio, las células cancerosas producen nuevas células cuando no es necesario y no se mueren rápidamente cuando envejecen o se dañan. Con el tiempo, las células cancerosas del estómago forman una masa llamada tumor primario.

El segundo aspecto en el que difieren las células cancerosas de las normales es que pueden extenderse a tejidos cercanos. Si no se lo trata, el tumor primario puede extenderse más allá de las paredes del estómago y tomar las estructuras cercanas. Las estructuras cercanas a donde se extienden los tumores de estómago se describen en la *Parte 2 Estadificación del cáncer*.

Tercero, al contrario de las células normales, las células cancerosas pueden trasladarse a otras partes del cuerpo. Este proceso se llama metástasis. En este proceso, las células cancerosas se desprenden del tumor y se mezclan con la sangre o la linfa. Luego, las células cancerosas se trasladan en la sangre o la linfa dentro de los vasos hacia otros lugares. En estos otros lugares, las células cancerosas pueden formar tumores secundarios, sustituir a muchas de las células normales y causar graves problemas de salud.

Figura 3. Comparación entre el crecimiento de células normales y de células cancerosas

Las células normales aumentan en número cuando es necesario y mueren cuando envejecen o se dañan. En cambio, las células cancerosas forman rápidamente nuevas células y viven durante más tiempo debido a los cambios anormales en los genes.

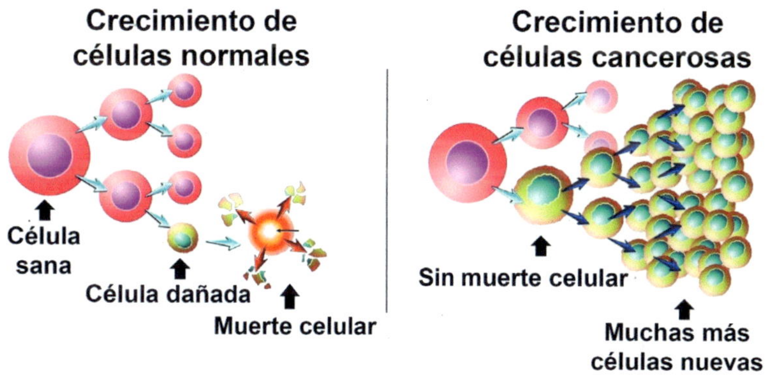

Repaso

- El estómago transforma los alimentos ingeridos en un líquido.
- La pared del estómago tiene cuatro capas.
- El cáncer de estómago suele comenzar en las células que tapizan el interior de la pared del estómago y producen mucosa.
- Las células cancerosas forman un tumor porque no crecen ni mueren como las células normales.
- Las células cancerosas pueden extenderse a otras partes del cuerpo a través de la linfa o la sangre.

NCCN National Comprehensive Cancer Network®

2
Estadificación del cáncer

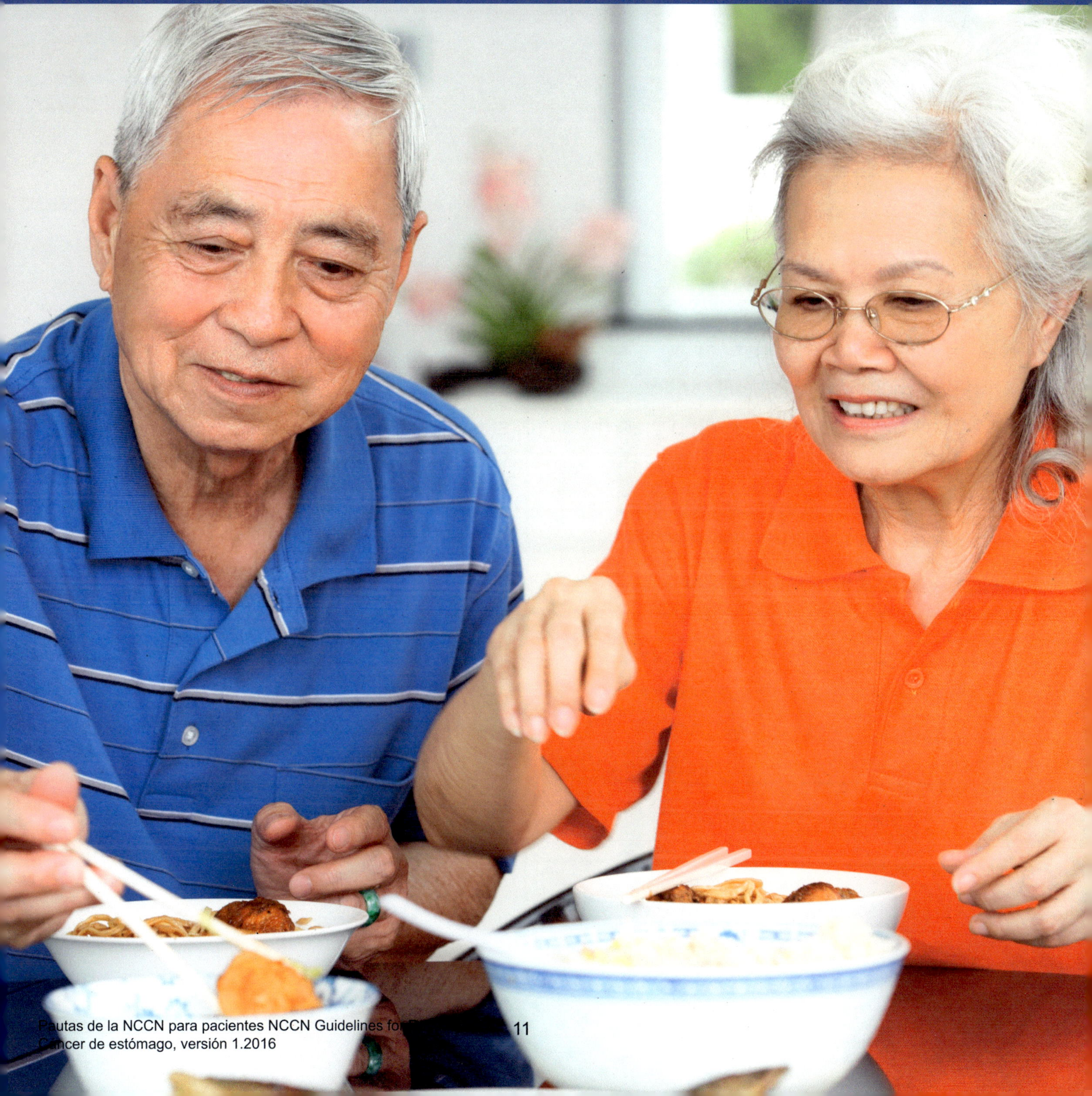

2 Estadificación del cáncer

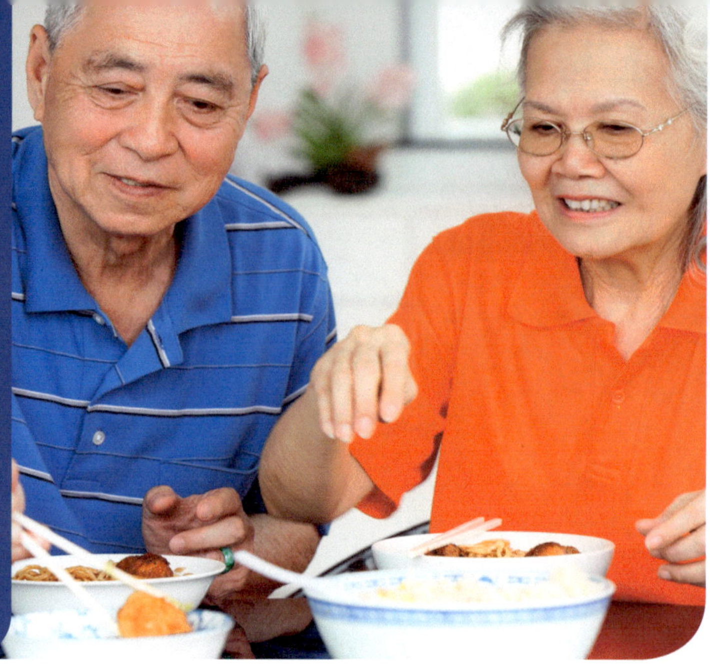

La estadificación del cáncer es una clasificación que realizan los médicos de cuánto ha crecido y se ha extendido el cáncer. La clasificación se basa en los resultados de los estudios. Los médicos planifican el tratamiento y los estudios adicionales de acuerdo con cuánto ha crecido el cáncer. En la Parte 2, se explica el sistema de clasificación utilizado para estadificar el cáncer.

Clasificación TNM

El sistema de clasificación del AJCC (**A**merican **J**oint **C**ommittee on **C**ancer [Comité Conjunto Estadounidense sobre el Cáncer]) se utiliza para estadificar el cáncer de estómago. Los tumores que aparecen en la UEG se estadifican como los cánceres de esófago. Consulte más información en las *Pautas de la NCCN para pacientes NCCN Guidelines for Patients: Cáncer de esófago*.

En el sistema del AJCC, las letras T, N, y M describen una ubicación diferente del tumor. Sus médicos asignarán una clasificación a cada letra. La clasificación TNM se combinará para asignar un estadio al cáncer. El estadio del cáncer se utiliza para evaluar el pronóstico y para decidir los tratamientos que se utilizarán. Pronóstico es la perspectiva (predicción) sobre las características y evolución de una enfermedad.

T = Tumor

La T indica en qué tejidos se encuentra el tumor primario. Los cánceres de estómago pueden atravesar la pared del estómago y extenderse a las estructuras cercanas. Las clasificaciones T para el cáncer de estómago incluyen:

- **Tis** significa que el tumor no se ha extendido más allá del epitelio.
- **T1** los tumores han invadido la lámina propia, la capa muscular de la mucosa o la submucosa.
    - T1a los tumores han invadido la lámina propia o la capa muscular de la mucosa.
    - T1b los tumores han invadido la submucosa.
- **T2** los tumores han invadido la capa muscular propia.
- **T3** los tumores han invadido la subserosa.
- **T4** los tumores han invadido la serosa o los tejidos cercanos.
    - **T4a** los tumores han invadido la serosa.
    - **T4b** los tumores han invadido las estructuras cercanas. Estas estructuras incluyen diafragma, hígado, bazo, páncreas, glándula suprarrenal, riñón, colon, intestino delgado y pared abdominal. **Ver Figura 4**.

Figura 4.
Áreas de tumor T4b

El tumor primario puede atravesar la pared del estómago y extenderse a las estructuras cercanas. Los tumores que se han extendido a estructuras cercanas se clasifican como T4b. Las estructuras que pueden verse afectadas dependen, en parte, del lugar del estómago en donde se formó el tumor.

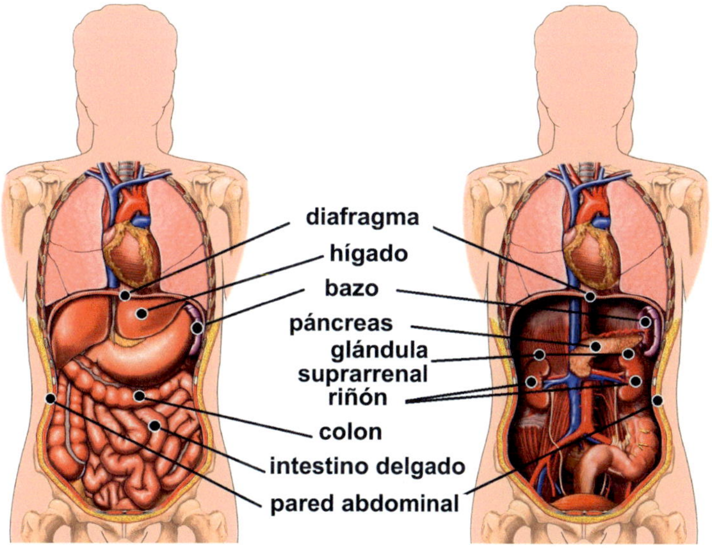

N = Ganglio linfático

La linfa drena del tejido estomacal hacia los vasos que transportan la linfa hacia el torrente sanguíneo. A medida que se desplaza la linfa, atraviesa pequeñas estructuras llamadas ganglios linfáticos. Los ganglios linfáticos eliminan los gérmenes de la linfa. Como se muestra en la **Figura 5**, los vasos y los ganglios linfáticos se encuentran en todo el cuerpo. La categoría N refleja la cantidad de ganglios linfáticos con cáncer de estómago.

- **NX** significa que no se pueden evaluar los ganglios linfáticos.
- **N0** significa que no hay cáncer en los ganglios linfáticos cercanos.
- **N1** significa que 1 o 2 ganglios cercanos tienen cáncer.
- **N2** significa que entre 3 y 6 ganglios cercanos tienen cáncer.
- **N3a** significa que entre 7 y 15 ganglios linfáticos cercanos tienen cáncer.
- **N3b** significa que 16 o más ganglios linfáticos tienen cáncer.

M = Metástasis

La categoría M indica que hay metástasis en sitios que no están en contacto directo con el estómago. Estos sitios incluyen ganglios linfáticos distantes.

- **M0** significa que no hay tumores en sitios distantes.
- **M1** significa que el cáncer se ha extendido a sitios distantes.

Figura 5. Ganglios linfáticos cerca del estómago

En todo el cuerpo, hay una red de vasos que transporta la linfa hacia el torrente sanguíneo. La linfa es un líquido transparente que contiene glóbulos sanguíneos que combaten gérmenes. Cuando la linfa se desplaza en los vasos, atraviesa los ganglios linfáticos, que eliminan los gérmenes de la linfa. El cáncer de estómago primero se extiende a los ganglios linfáticos cercanos al estómago y luego más allá.

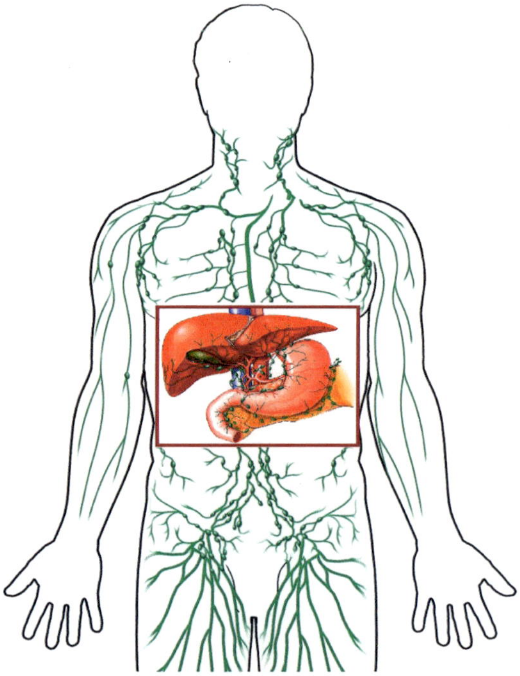

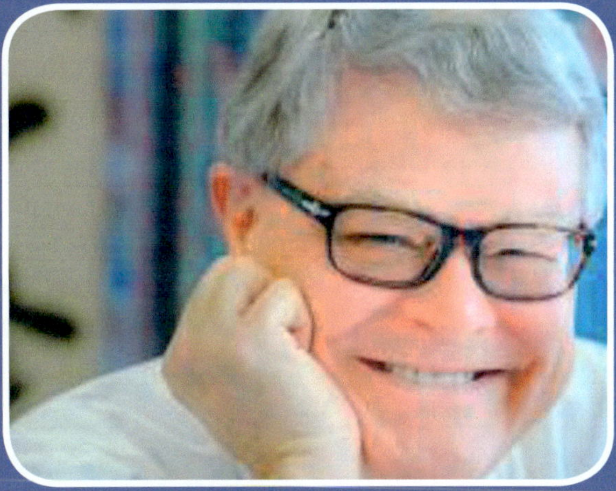

En el 2010, a la edad de 59 años, me diagnosticaron adenocarcinoma gástrico metastásico, estadio IV (T4bN3bM1). Mi pronóstico era malo y pensé que no había esperanzas. Afortunadamente, me atendieron en el hospital de la National Comprehensive Cancer Network. Cinco años después, para mi sorpresa, estoy vivo y me siento bien, sin evidencias de la enfermedad.

Mi tratamiento incluyó gastrectomía parcial, quimioterapia oral e intravenosa, radioterapia y tratamiento selectivo. Mi tumor expresaba el antígeno HER-2, lo que permitió ser tratado con el tratamiento selectivo de trastuzumab (Herceptin). Trastuzumab está aprobado para el tratamiento del cáncer de seno HER-2+ D desde 1997, pero fue aprobado para el cáncer de estómago HER-2+ solo unas pocas semanas antes de mi diagnóstico. Sigo recibiendo infusiones intravenosas cada tres semanas y continúo con el seguimiento en mi hospital de la NCCN.

Durante mi tratamiento, tuve la mayoría de los posibles efectos secundarios, particularmente náuseas. Recibí la mayor parte de los medicamentos posibles para los efectos secundarios y finalmente encontré tratamientos que aliviaron los efectos secundarios. Si bien los efectos secundarios fueron graves, ahora, por supuesto, los considero un pequeño precio que tuve que pagar.

Recibir el diagnóstico de cáncer de estómago es algo terrible, pero ya no es más una sentencia de muerte. Estoy muy, muy feliz de que usted tenga acceso, como yo lo tuve, a toda la gama de tratamientos disponibles en la actualidad. También me alegra mucho que tenga acceso a este maravilloso libro para ayudarlo a comprender el diagnóstico y tratamiento de esta enfermedad.

Randy Hillard
Sobreviviente de cáncer estadio IV
Profesor de la Facultad de Medicina de la Michigan State University
Fundador, Delegación del Este de Michigan
de la fundación Debbie's Dream Foundation

Los 5 estadios

El **Cuadro 1** muestra los grupos de estadificación etiquetados con números romanos del 0 al IV. El estadio 0 también se llama carcinoma localizado. Los estadios están definidos por la clasificación TNM.

En general, los primeros estadios del cáncer tienen mejor evolución. Sin embargo, los médicos definen los estadios del cáncer con información de miles de pacientes, por lo tanto, la estadificación del cáncer ofrece una evolución promedio. Es posible que no explique la evolución de una persona en particular. Algunas personas pueden mejorar más de lo esperado. Otras, todo lo contrario. Otros factores que no se utilizan para estadificar el cáncer, tales como su salud general, también son muy importantes.

A menudo, el cáncer se estadifica dos veces. La primera clasificación se realiza antes del tratamiento y se llama estadificación clínica (o inicial). La segunda clasificación se realiza después del tratamiento, como una cirugía, y se llama estadificación anatomopatológica.

Cuadro 1. Estadios del cáncer de estómago

ESTADIO ANATÓMICO/GRUPO PRONÓSTICO			
Estadio 0	Tis	N0	M0
Estadio IA	T1	N0	M0
Estadio IB	T2	N0	M0
	T1	N1	M0
Estadio IIA	T3	N0	M0
	T2	N1	M0
	T1	N2	M0
Estadio IIB	T4a	N0	M0
	T3	N1	M0
	T2	N2	M0
	T1	N3	M0
Estadio IIIA	T4a	N1	M0
	T3	N2	M0
	T2	N3	M0
Estadio IIIB	T4b	N0	M0
	T4b	N1	M0
	T4a	N2	M0
	T3	N3	M0
Estadio IIIC	T4b	N2	M0
	T4b	N3	M0
	T4a	N3	M0
Estadio IV	Cualquier T	Cualquier N	M1

Utilizado con permiso del Comité Conjunto Estadounidense sobre el Cáncer (AJCC) de Chicago, Illinois. La fuente original para este material es el Cancer Staging Manual (Manual de estadificación del cáncer), Séptima edición (2010) de la AJCC, publicado por Springer Science+Business Media, LLC, www.springer.com.

Repaso

- El cáncer de estómago se agrupa en estadios para planificar el tratamiento.
- Los médicos clasifican la extensión del cáncer con las letras T, N y M.
- El cáncer de estómago se divide en cinco estadios. Los primeros estadios del cáncer generalmente tienen mejor evolución.
- La estadificación clínica se basa en estudios que se realizan antes del tratamiento. La estadificación anatomopatológica se basa en los resultados de la cirugía.

NCCN National Comprehensive Cancer Network®

3 Preparación para el tratamiento

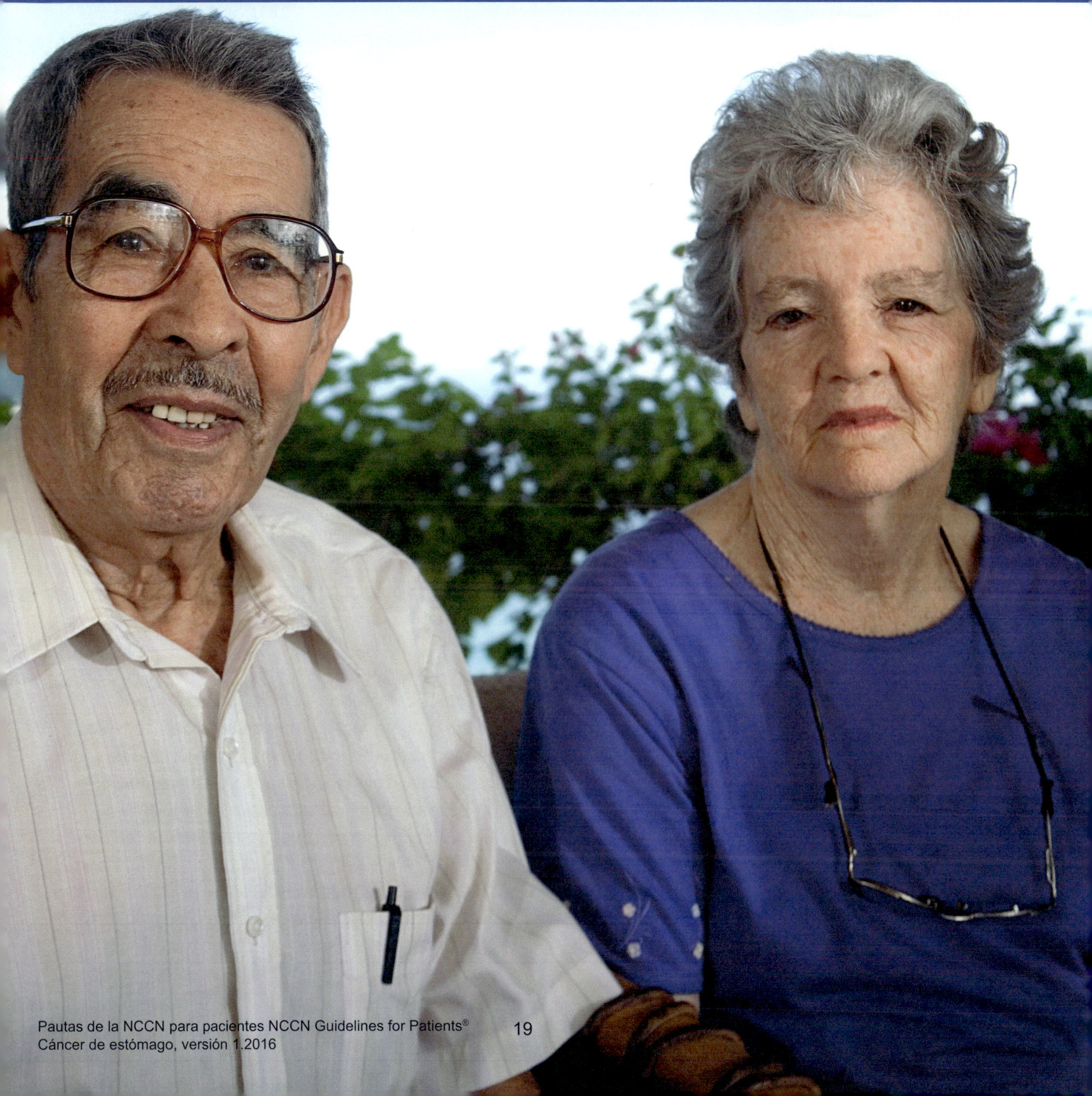

3 Preparación para el tratamiento

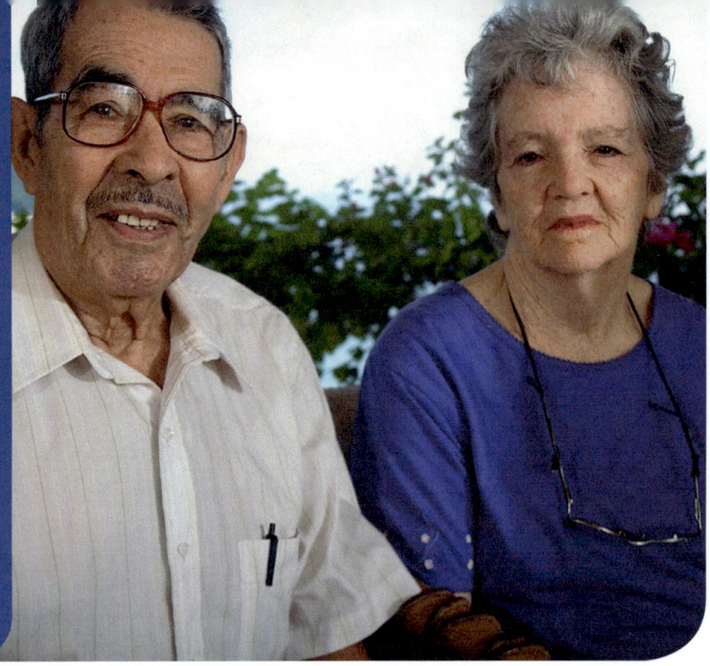

La Parte 3 describe algunos de los acontecimientos importantes que deben suceder antes de iniciar el tratamiento. Es necesario realizar estudios para conocer el cáncer. De acuerdo con los resultados de los estudios, su equipo de tratamiento creará el mejor plan de tratamiento. Para obtener los mejores resultados, es importante que reciba una buena nutrición y que, si fuma, deje de hacerlo.

Estudios del cáncer

Antes de comenzar el tratamiento, se realizarán múltiples estudios. Algunos de ellos se describen en la **Guía 1**. Estos estudios evaluarán su salud, estadificación clínica y otras características del cáncer.

Antecedentes médicos

Sus antecedentes médicos incluyen los episodios relacionados con su salud y los medicamentos que tomó durante su vida. También incluye los síntomas que pueden estar relacionados con el cáncer de estómago. Estos antecedentes ayudan a sus médicos a saber si puede operarse. También ayuda a los médicos a evaluar si la quimioterapia será beneficiosa.

Algunas personas tienen mayores probabilidades de padecer cáncer de estómago que otras. Todo lo que aumente las probabilidades de tener cáncer de estómago se considera factor de riesgo. Los factores de riesgo pueden ser actividades que hacen las personas, cosas del ambiente o características personales. Los antecedentes ayudan a los médicos a evaluar si el cáncer del estómago está causado por cambios anormales en los genes que se transmiten de padres a hijos (heredados). Esto se llama evaluación del riesgo genético.

Guía 1. Estudios del cáncer antes del tratamiento

Nombre del estudio	Destinatarios
• Antecedentes médicos inclusive los de su familia	Personas con cáncer de estómago de cualquier estadio
• Examen físico	Personas con cáncer de estómago de cualquier estadio
• Hemograma completo	Personas con cáncer de estómago de cualquier estadio
• Perfil bioquímico general	Personas con cáncer de estómago de cualquier estadio
• Endoscopía gastrointestinal superior	Personas con cáncer de estómago de cualquier estadio
• Ecografía endoscópica	Personas con cáncer de estómago de estadio I, II o III
• Resección endoscópica	Personas con cáncer de estómago incipiente (tumores T1a o T1b)
• Laparoscopía con biopsia	Personas con tumores con clasificación T (T1b y superior) y M0 que pueden ser tratadas con quimiorradiación o cirugía
• TC con contraste de tórax, abdomen, pelvis	Personas con cáncer de estómago de cualquier estadio
• TEP/TC	Si es necesario, personas con cáncer de estómago de cualquier estadio
• Biopsia	Si es necesario, personas con cáncer de estómago de estadio IV
• Estudio de HER2	Personas con cáncer de estómago de estadio IV

Como parte de la evaluación del riesgo genético, su médico le preguntará sobre los antecedentes de sus familiares de sangre. Es importante saber qué integrantes de su familia tuvieron determinadas enfermedades y a qué edades comenzaron. Su médico puede preguntarle sobre la salud de sus hijos y nietos, sus hermanos, sus padres, sus hermanos y sus abuelos.

Es posible que nadie de su familia haya tenido cáncer de estómago o alguna enfermedad relacionada. Sin embargo, es posible que haya heredado un síndrome que aumenta sus probabilidades de padecer cáncer de estómago. Un síndrome es un grupo de signos o síntomas que se presentan en conjunto y sugieren la presencia o el riesgo de contraer una enfermedad. Los síndromes heredados relacionados con el cáncer de estómago incluyen:

- CGDH (**c**áncer **g**ástrico **d**ifuso **h**ereditario),
- Síndrome de Lynch (CCHNP [**c**áncer **c**olorrectal **h**ereditario **n**o asociado a **p**oliposis]),
- Síndrome de poliposis juvenil,
- Síndrome de Peutz-Jeghers,
- PAF (**p**oliposis **a**denomatosa **f**amiliar) clásica o atenuada,
- Ataxia- telangiectasia,
- Síndrome de Bloom,
- Síndrome de cáncer de seno y ovario hereditario,
- Síndrome de Li-Fraumeni y
- Xeroderma pigmentoso.

Si su médico cree que usted tiene cáncer de estómago hereditario, lo debe derivar a un asesor genético. El asesor genético puede explicarle sobre los estudios que pueden hacerse para los síndromes relacionados con el cáncer de estómago. Para estos estudios, se tomará una muestra de sangre. Con esa muestra, un anatomopatólogo puede estudiar si hay cambios anormales en sus genes que causan estos síndromes.

En el caso de algunos síndromes, es posible que pueda recibir atención médica relacionada con el cáncer. Su médico puede recomendarle estudios periódicos para detectar si hay cáncer. Entre otros ejemplos, se incluyen detección de cáncer de seno y colon. Es posible que existan tratamientos que puedan prevenir ciertos cánceres.

Examen físico

Los médicos suelen realizar un examen físico mientras toman los antecedentes médicos. El examen físico es el estudio de su cuerpo para ver si hay signos de enfermedad. Durante este examen, su médico escuchará sus pulmones, el corazón y el abdomen.

Además, el médico mirará y palpará partes de su cuerpo. Esto se hace para ver si los órganos tienen tamaño normal, son blandos o duros o si duelen cuando se los toca. El cáncer y otras afecciones de la salud pueden hacer que los órganos se agranden y se endurezcan.

CBC (Hemograma completo)

El hemograma o **a**nálisis de **s**angre **c**ompleto brinda información importante sobre las partes de la sangre. Un ejemplo es la cantidad de glóbulos blancos, glóbulos rojos y plaquetas. El recuento sanguíneo puede dar bajo porque el cáncer se ha extendido a los huesos, causa sangrado o porque existe otro problema de salud.

Perfil bioquímico general

Las sustancias químicas de la sangre vienen del hígado, los huesos y otros órganos. El perfil bioquímico general evalúa si las sustancias químicas de la sangre están altas o bajas. Los niveles anormales pueden estar causados por la extensión del cáncer o por otras enfermedades.

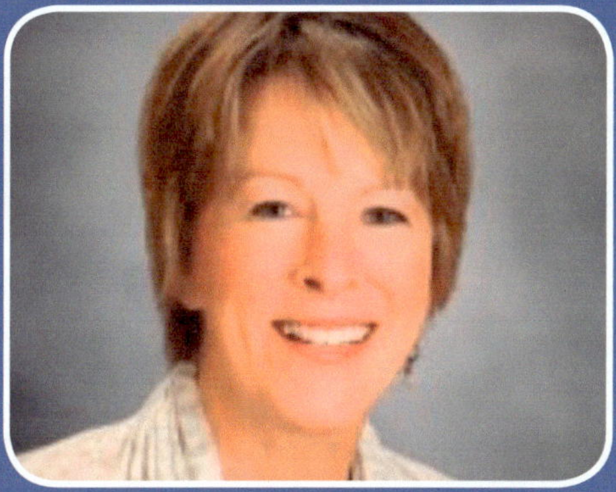

Hace poco, encontré una foto vieja, de 1962 aproximadamente, de mi madre con mis tres hermanos y yo; una familia común, típica de esa época. Nunca me hubiese imaginado que cuatro de los cinco integrantes de la familia que aparecen en la foto estaban destinados a sufrir cáncer de estómago. En 1982, mi mamá (52) murió poco después de que se le diagnosticara cáncer de estómago estadio IV. Luego, 25 años después, en el 2007, mi hermano mayor (56) recibió el mismo diagnóstico. Estos acontecimientos me impulsaron a buscar respuestas: ¿este cáncer de estómago puede ser hereditario?

Supe que el cáncer gástrico difuso hereditario (CGDH) es un síndrome que, en ocasiones, está relacionado con la mutación del gen CDH1. No cumplíamos con los criterios para realizarnos los estudios genéticos, pero el instinto nos impulsó a hacernos los estudios. Sí, esa era la causa.

Nuestras vidas cambiaron para siempre; se trataba de un diagnóstico de cáncer familiar. Mi hermano estaba sobrellevando los desafíos del tratamiento para el cáncer mientras otros miembros de la familia recibían asesoramiento genético, se hacían estudios y una gastrectomía total profiláctica (preventiva) (GTP).

Fui la primera de la familia en operarme, seguida por mi hermano menor. Trágicamente perdimos a mi hermano mayor en febrero de 2009, 17 meses después de ser diagnosticado y una pocas semanas antes de que su hijo se sometiera a una GTP. Para el 2015, cinco integrantes de la familia nos sometimos a GTP exitosa, eliminando proactivamente el alto riesgo de desarrollar cáncer de estómago (y en cada caso, el estudio anatomopatológico reveló la presencia de cáncer no detectado en nuestros estómagos). ¡Qué increíble regalo que es el conocimiento!

En la década de los ochenta, no había recursos y en el 2007, todavía faltaban recursos, lamentablemente, no solo para el diagnóstico y el tratamiento, sino también sobre el conocimiento acerca del riesgo hereditario.

Estoy emocionada de que esta guía esté disponible para ayudarlo a tomar decisiones informadas sobre su tratamiento y para reforzar la importancia del papel que desempeña la evaluación del riesgo genético en la prevención y el tratamiento del cáncer de estómago.

Karen Chelcun Schreiber
Fundadora de No Stomach For Cancer

TC con contraste

La TC (**t**omografía **c**omputada) se utiliza para estadificar el cáncer. Es un estudio de diagnóstico por imágenes que toma imágenes del interior de su cuerpo. La TC toma muchas imágenes de una parte del cuerpo desde distintos ángulos utilizando rayos X. Una computadora combina los rayos X para formar imágenes detalladas.

Se recomienda la realización de una TC de tórax, abdomen y pelvis. Se debe utilizar un medio de contraste para que las imágenes sean más claras. El medio de contraste se inyecta en una vena y se mezcla con un líquido que usted bebe.

El medio de contraste puede producir rubor o urticaria. En raros casos, pueden producirse reacciones alérgicas graves. Avise a su médico y a los técnicos si ha tenido reacciones adversas en el pasado.

Antes del estudio, es posible que tenga que dejar de tomar algunos medicamentos, no comer ni beber durante algunas horas y quitarse los objetos metálicos del cuerpo. Durante el estudio, estará acostado boca arriba sobre una tabla que se introduce en el equipo. **Ver Figura 6**.

Mientras el equipo toma imágenes, pueden sentirse zumbidos, repiqueteos o chasquidos. Usted estará solo, pero hay un técnico operando el equipo en una sala contigua. El técnico podrá verlo, oírlo y hablar con usted en todo momento. El estudio se completa en aproximadamente 30 segundos.

Seguramente podrá retomar sus actividades inmediatamente a menos que haya tomado un sedante. Es posible que no reciba los resultados hasta algunos días después porque un radiólogo debe ver las imágenes. El radiólogo es un médico especializado en la lectura de imágenes.

Figura 6.
Equipo de TC

Con un estudio de diagnóstico por imágenes, se pueden tomar fotografías del interior de su cuerpo. No se introduce ningún dispositivo en su cuerpo. Sin embargo, es posible que le inyecten y tenga que beber un medio de contraste. Durante el estudio, estará acostado sobre una mesa que se desplaza hacia el túnel del equipo de diagnóstico por imágenes. Un médico mirará las imágenes para ver si hay signos de cáncer.

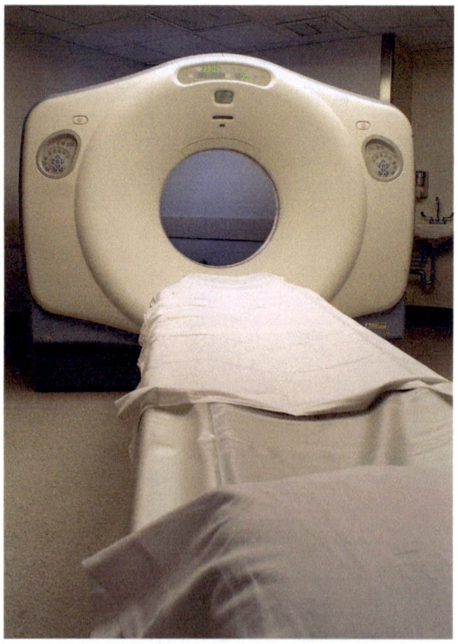

Exploración por TEP/TC

En ocasiones se combina la TC con otro estudio por imágenes llamado TEP (**t**omografía por **e**misión de **p**ositrones). Cuando se utilizan en combinación, se denomina exploración por TEP/TC. Se recomienda realizar TEP/TC cuando pueda haber metástasis y la TC no puede detectarlas.

La TEP/TC puede realizarse con uno o dos equipos, dependiendo del centro oncológico. Antes de la TEP, debe guardar 4 horas de ayuno como mínimo. Puede haber otras limitaciones en su dieta. Aproximadamente una hora antes del estudio, se le inyectará un radiomarcador de glucosa (azúcar).

El radiomarcador emite una pequeña cantidad de energía que detecta el equipo de diagnóstico por imágenes. El cáncer aparece más brillante en las imágenes porque las células cancerosas utilizan la glucosa más rápido que las células normales. La TEP puede mostrar tumores muy pequeños por que las imágenes se basan en el uso de glucosa que hacen las células (metabolismo celular).

Endoscopía gastrointestinal superior

La endoscopía gastrointestinal superior permite a su médico ver dentro del esófago y del estómago. También se la conoce como EGD (**e**sofago**g**astro**d**uodenoscopía). Para este estudio, se utiliza una herramienta llamada endoscopio.

Se introduce parte del endoscopio a través de la boca. Esta parte parece un tubo largo y delgado que es un poco más grueso que un lápiz. **Ver Figura 7**. Probablemente esté sedado y, por lo tanto, no esté consciente mientras se realiza este estudio.

En la punta del endoscopio, hay una luz y una cámara que le permite ver a su médico. El médico registra el lugar donde está el tumor en el estómago o en el esófago. Si el tumor se encuentra cerca del esófago, también se registrará la distancia desde la UEG.

Figura 7. Endoscopía gastrointestinal superior

Los endoscopios son herramientas que se introducen en el cuerpo para que el médico pueda ver un video en vivo del interior de su cuerpo. Un endoscopio es una herramienta que se introduce por la boca hasta llegar al estómago. Permite al médico ver el interior de la pared del estómago y del esófago. Si se utiliza ecografía, el médico podrá ver las capas más profundas de la pared y los órganos cercanos.

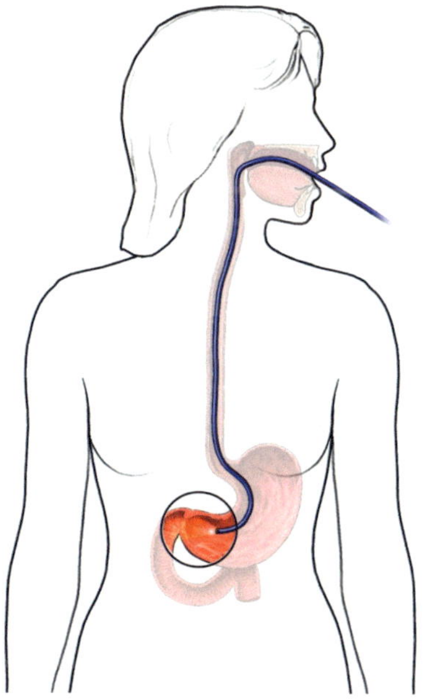

El médico puede obtener una muestra del tumor. Esto se llama biopsia. Además, pueden recogerse muestras de tejido con alto riesgo y tejido con posible cáncer. La presencia de metaplasia o displasia de Barrett aumenta la probabilidad de cáncer.

Las muestras para la biopsia se toman con pequeñas pinzas que se introducen a través del canal abierto del endoscopio. Se pueden extraer entre seis y ocho muestras para biopsia. Las muestras se envían a un anatomopatólogo para su análisis. Después de la endoscopía, es posible que sienta algo de inflamación y esté ronco.

EE

La EE (**e**cografía **e**ndoscópica) utiliza imágenes y un endoscopio para ver la profundidad del tumor en la pared del estómago. Además, se pueden detectar signos de cáncer dentro de los ganglios linfáticos y otros órganos cercanos.

Como en el caso de la EGD, es probable que esté sedado para la EE. Se introduce el endoscopio por el esófago. El ecógrafo hace rebotar las ondas de sonido en los órganos para formar imágenes.

Si parece que se ha extendido el cáncer, el endoscopio se puede utilizar para hacer una AAF (**a**spiración con **a**guja **f**ina). La AAF es un tipo de biopsia. Se introduce una aguja a través de la pared del estómago o del esófago y se la mueve hacia los tejidos cercanos para tomar muestras. Pueden tomarse muestras de los ganglios linfáticos o de los órganos que se encuentran cerca del estómago, como el hígado. Puede hacerse una AAF siempre que la aguja no atraviese el tumor primario ni vasos sanguíneos importantes.

Después de la aspiración, el endoscopista proporcionará información de estadificación clínica. Informará la profundidad del tumor (estadio T) y si el cáncer está presente en los ganglios linfáticos (estadio N). Esta información ayudará a su médico a planificar el mejor tratamiento para usted.

Resección endoscópica

En lugar de ser una herramienta diagnóstica, la resección endoscópica se utiliza a menudo como tratamiento de los tumores que no han penetrado profundamente en la pared estomacal. Consulte más detalles en la Parte 4. En síntesis, es posible que su médico pueda extraer el tumor y el tejido de alto riesgo con las herramientas que se introducen a través de un endoscopio.

Laparoscopía con biopsia

Este estudio es un tipo de cirugía que permite al médico buscar enfermedades dentro del vientre (abdomen). Se recomienda realizar una laparoscopía para el cáncer de estómago que 1) se ha extendido más allá de la pared del estómago (clasificación T1b y superiores), 2) no se detecta en sitios distantes mediante otros estudios (clasificación M0) y 3) se puede tratar con quimiorradiación o cirugía. La laparoscopía puede detectar metástasis distantes en el tejido que tapiza el abdomen (peritoneo) o el hígado.

La laparoscopía se realiza con anestesia general. Incluye el uso de una herramienta llamada laparoscopio, que es muy similar a un endoscopio. La parte del laparoscopio que se asemeja a un tubo se introduce a través de un pequeño corte en el abdomen. El médico puede buscar signos de cáncer y obtener fluidos para realizar estudios (lavado peritoneal).

La laparoscopía se realiza en quirófano y lleva aproximadamente 30 minutos. Después de la operación, es posible que se sienta cansado y dolorido. Además, es posible que le quede una pequeña cicatriz después de que se haya curado la herida producida por el corte. Podrá retornar a su hogar aproximadamente una hora después de terminar el procedimiento y puede volver a trabajar al día siguiente.

Biopsia de sitios distantes

La clasificación M1 se define como cáncer extendido a sitios distantes del estómago. Si las imágenes sugieren una clasificación M1, se puede necesitar una biopsia del sitio distante para confirmar la presencia de cáncer. El tipo de biopsia utilizado depende del sitio y otros factores.

Estudio de HER2

En las células normales del estómago, hay dos copias del gen que produce HER2. HER2 es un receptor superficial que se encuentra en la membrana de las células. **Ver Figura 8**. Cuando se activa, envía señales dentro de la célula indicándole que crezca y se divida.

Algunos cánceres de estómago tienen células con más de dos copias del gen *HER2,* lo que causa que se produzca demasiada cantidad de receptores del HER2. Otros cánceres de estómago tienen células con solo dos copias del gen *HER2,* pero aun así se producen demasiados receptores del HER2. Con demasiados receptores del HER2, las células cancerosas crecen y se dividen rápidamente. Sin embargo, existe un tratamiento para el gen HER2.

De acuerdo con los estudios actuales, se recomienda realizar estudios de HER2 para el cáncer metastásico. Debido a los altos costos y a los efectos secundarios del tratamiento, es muy importante realizar estudios que muestren correctamente el estado de HER2. IHQ (**i**nmuno**h**isto**q**uímica) es el estudio que se utiliza para medir la cantidad de receptores del HER2. Otro estudio del estado de HER2 es HIS (**h**ibridación **i**n **s**itu). La HIS cuenta la cantidad de copias del gen *HER2.*

Figura 8. HER2

Algunos cánceres de estómago constan de células con muchos receptores del HER2. HER2 es un tipo de receptor superficial que dispara las señales de crecimiento dentro de las células. Es importante estudiar el estado del HER2 si el cáncer se ha extendido a sitios distantes (estadio M1). Los estudios le permitirán al médico planificar el mejor tratamiento.

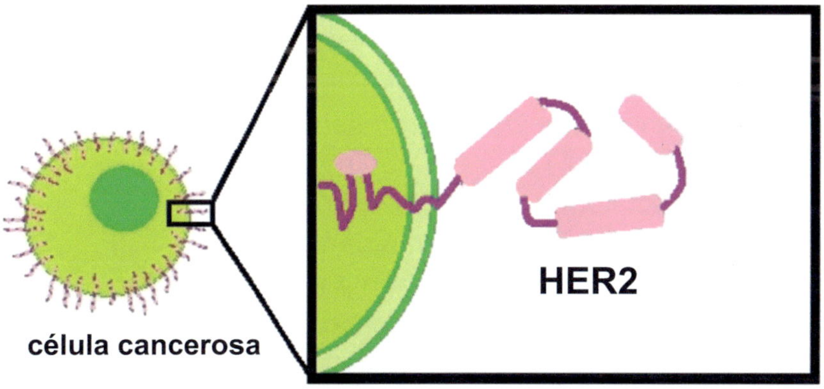

Reuniones con el equipo de tratamiento

El tratamiento del cáncer de estómago requiere un equipo de médicos y otros expertos. Es importante que todos los expertos que participan en su atención se reúnan a menudo para tomar decisiones conjuntas sobre el cuidado de su salud. Los expertos de NCCN recomiendan que se realicen reuniones una vez por semana o cada dos semanas. Su equipo de tratamiento puede incluir un:

- Anatomopatólogo: experto en estudiar el tejido para buscar enfermedades,
- Radiólogo: experto en lectura de estudios de diagnóstico por imágenes,
- Cirujano oncólogo: experto en cirugía de cáncer,
- Oncólogo médico: experto en medicamentos para el cáncer,
- Gastroenterólogo: experto en enfermedades digestivas,
- Radiooncólogo: experto en tratamiento radiológico,
- Especialista en tratamientos de apoyo: experto en mejorar la calidad de vida,
- Nutricionista: experto en alimentos y bebidas saludables,
- Enfermero: experto capacitado en atender a los enfermos,
- Médico integrista: experto en tratamientos de la mente y el cuerpo, y
- Trabajador social: experto en satisfacer las necesidades sociales y emocionales.

En estas reuniones, su equipo de tratamiento creará un plan de tratamiento basado en la estadificación clínica del cáncer. Además, su equipo de tratamiento se reunirá mientras usted esté en tratamiento y luego también para debatir los resultados de este y decidir los próximos pasos.

Buena nutrición

Debe atenderse con un nutricionista antes de comenzar el tratamiento. El nutricionista puede evaluar el efecto del cáncer en su nutrición. Por ejemplo, el cáncer puede hacer que sea difícil o doloroso tragar. Esto se llama disfagia, que puede haberle impedido nutrirse correctamente. De igual modo, el cáncer puede hacer que adelgace demasiado.

Es importante que reciba una nutrición adecuada y sostenida antes de comenzar el tratamiento. La cirugía y otros tratamientos para el cáncer pueden ser muy peligrosos si está débil debido a falta de nutrición. Un nutricionista puede aconsejarle maneras de comer o beber mejor.

Es posible que le recomiende recibir sus alimentos a través de una sonda de alimentación. Las dos opciones son la sonda de GEP (**g**astrostomía **e**ndoscópica **p**ercutánea) y la sonda yeyunal (o **s**onda de **y**eyunostomía). **Ver Figura 9**. La sonda de GEP se introduce en el estómago a través de la piel. La sonda yeyunal se introduce en el intestino delgado a través de la piel.

Dejar de fumar

Si fumaba antes de saber que tenía cáncer, es importante que lo deje. La adicción a la nicotina es una de las adicciones más difíciles de superar. El estrés de tener cáncer de estómago puede dificultar el dejar de fumar, pero hacerlo es importante dado que el cigarrillo puede limitar los efectos del tratamiento. Además, fumar aumenta mucho sus posibilidades de sufrir efectos secundarios después de la cirugía. Si fuma, pregunte a su médico sobre asistencia psicológica y medicamentos para ayudarlo a dejar de fumar.

Figura 9.
Sondas de alimentación

La sonda de alimentación puede ayudarlo a fortalecerse para sobrellevar el tratamiento. La sonda de GEP se introduce en el estómago a través de la piel. La sonda yeyunal se introduce en el intestino a través de la piel.

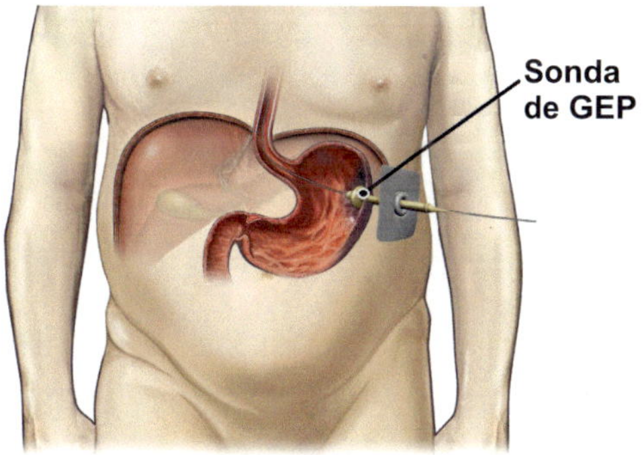

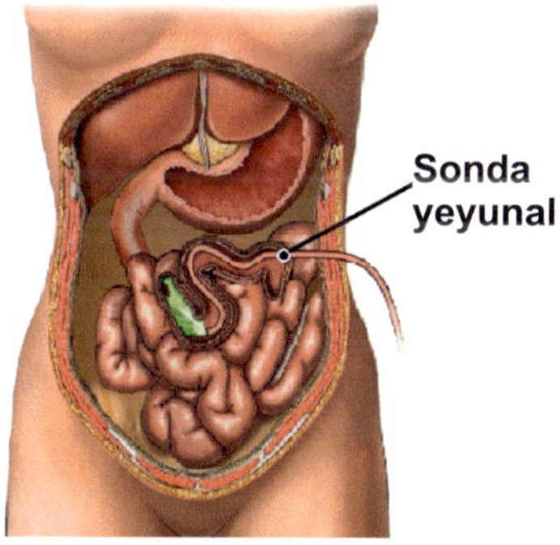

Repaso

- Antes del tratamiento, se realizan estudios para poder planificar el tratamiento.
- El tratamiento del cáncer de estómago requiere un equipo de expertos.
- Tener una buena nutrición es importante antes de empezar el tratamiento.
- Si fuma, es importante que deje de hacerlo para obtener los mejores resultados del tratamiento.

NCCN National Comprehensive Cancer Network®

4 Descripción general de tratamientos para el cáncer

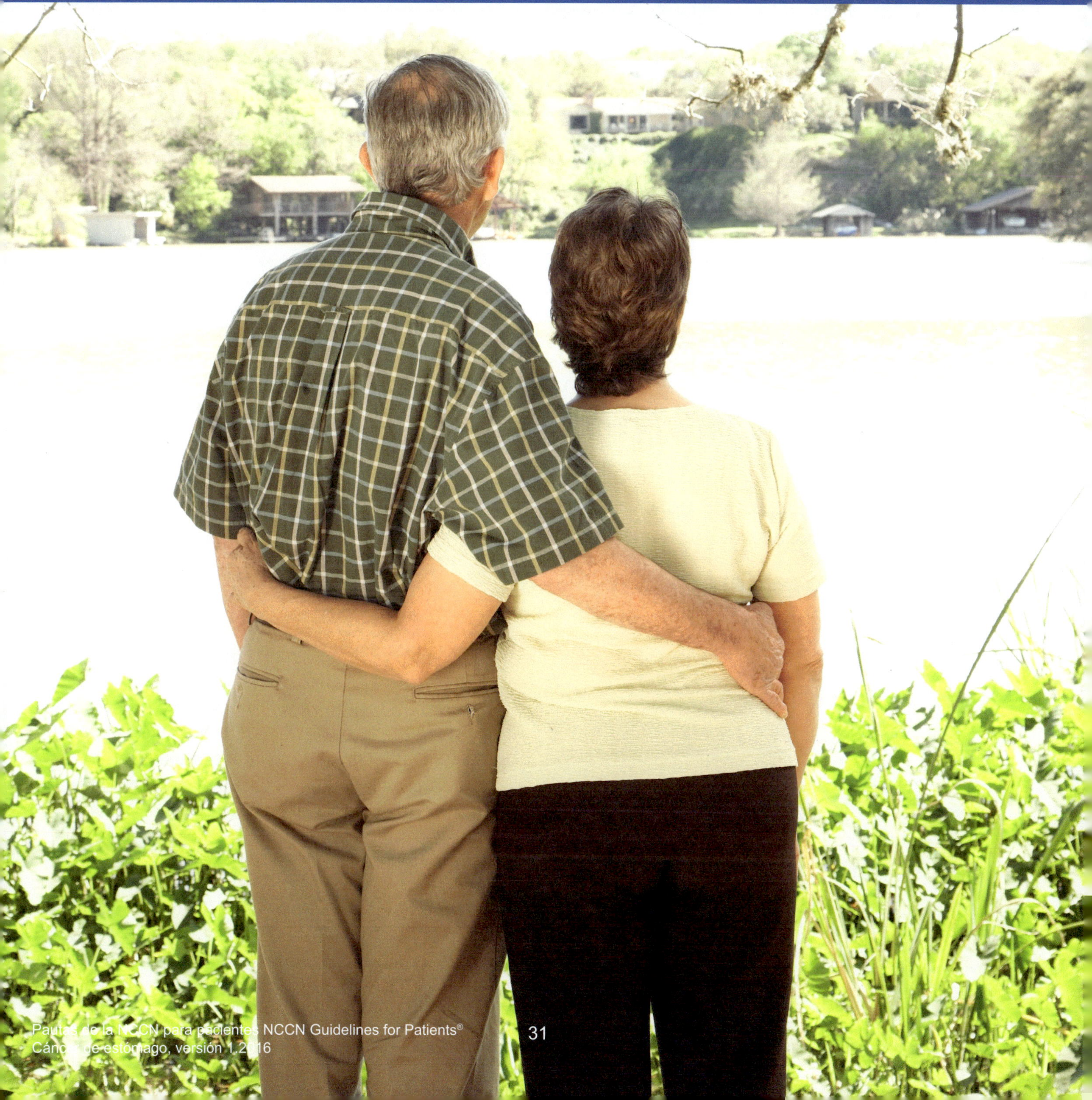

4 Descripción general de tratamientos para el cáncer

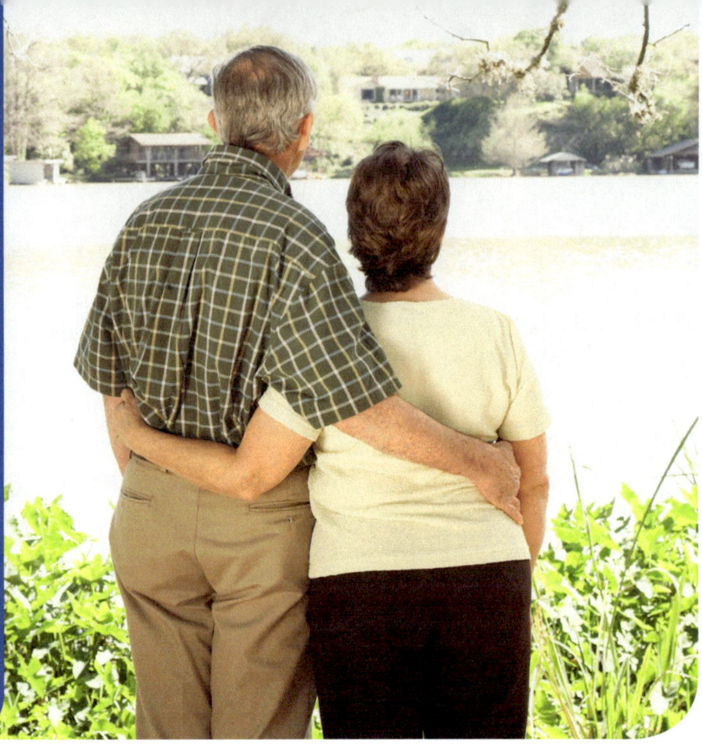

En la Parte 4, se describen los principales tipos de tratamiento para el cáncer de estómago. Saber de qué se trata cada tratamiento lo ayudará a comprender las opciones que se enumeran en la Parte 5. Hay más de un tratamiento para el cáncer de estómago. No todas las personas recibirán los tratamientos que se describen en este capítulo.

Tratamiento endoscópico

Es posible tratar algunos tumores de estómago y tejido de alto riesgo con una resección endoscópica. Este tratamiento elimina los tumores incipientes utilizando herramientas que se introducen a través de un endoscopio. **Ver Figura 10**. Los tumores incipientes incluyen a los confinados a la primera capa de la pared del estómago (clasificaciones Tis y T1a). Los médicos que realizan resecciones endoscópicas se llaman endoscopistas.

Hay dos tipos principales de tratamiento endoscópico. En ambos tipos, primero se inyecta un líquido debajo del tumor para separarlo de otros tejidos. Sin embargo, las herramientas que se utilizan para quitar el tumor son diferentes. A continuación, se describen con más detalle las diferencias en estos dos tipos de tratamiento.

REM

REM (**r**esección **e**ndoscópica de la **m**ucosa) extirpa un tumor con un endoscopio que tiene un círculo de alambre llamado asa. Hay más de un método para realizar la REM. Los métodos difieren principalmente en los dispositivos que se utilizan con el asa para extirpar el tumor.

En ocasiones, la REM es lo único que se necesita para quitar un tumor. Otras veces, el tejido extirpado por la REM ayuda con el diagnóstico, pero se requiere más tratamiento. Algunos tumores se pueden extirpar en varias partes con la REM. Sin embargo, cuanto más grande y profundo es un tumor, mayor es el riesgo de que reaparezca (recidiva). Por lo tanto, el endoscopista experto solo realizará la REM en personas con más probabilidades de beneficiarse.

La REM requiere que el paciente esté sedado, pero algunas personas reciben anestesia general. El procedimiento puede durar aproximadamente 1 hora. Por lo general, la REM es un procedimiento ambulatorio. Sin embargo, es posible que permanezca en el hospital durante 1 o 2 días.

Figura 10. Resección endoscópica

Los tumores que no hayan invadido la pared del estómago en profundidad se pueden extirpar con una resección endoscópica. Este tratamiento elimina los tumores con herramientas que se introducen a través de un endoscopio.

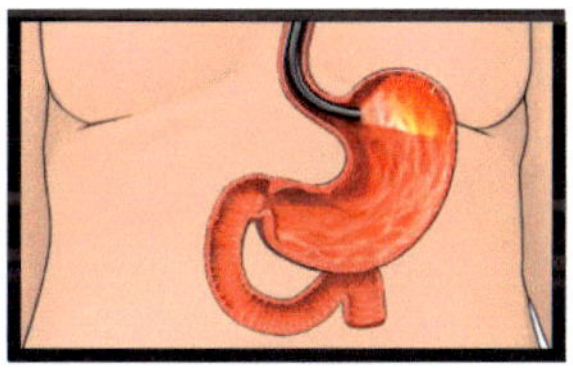

El endoscopio se introduce en el estómago.

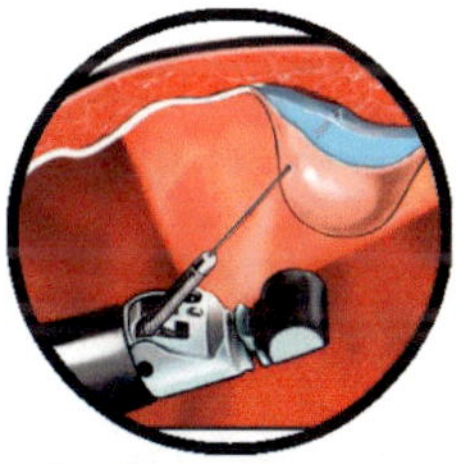

Se inyecta un líquido debajo del tumor.

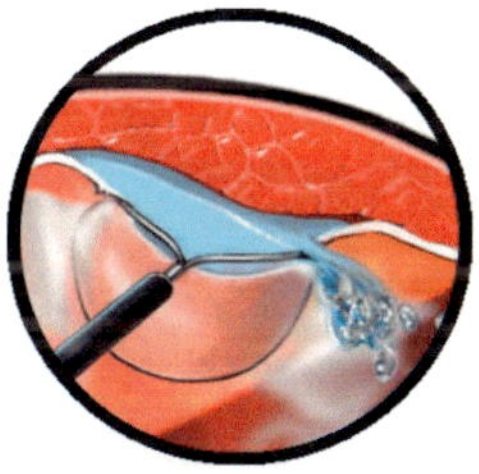

Una herramienta de corte extirpa el tumor.

DSE

La DSE (**d**isección **s**ubmucosa **e**ndoscópica) es el tipo más reciente de tratamiento endoscópico que es más extensivo que la REM. Probablemente sea el método endoscópico preferido para extirpar tumores de estómago incipientes más profundos.

La DSE extirpa el tumor en una pieza con bisturíes especiales. Extirpar el tumor en una sola pieza reduce las probabilidades de que reaparezca. Es un procedimiento muy difícil de hacer. Por lo general, la DSE se realiza solamente en centros especializados en estos procedimientos. Solamente un pequeño grupo de personas con cáncer de estómago pueden someterse a este tratamiento.

La DSE normalmente se realiza con anestesia general. El procedimiento puede durar entre 2 y 4 horas. Es posible que permanezca internado durante unos días o hasta 5 días si se presentan complicaciones graves como desgarro de la pared del estómago. Después de la cicatrización, probablemente su estómago funcione casi igual que antes dado que solo se extirpa la primera capa de la pared del estómago.

Efectos secundarios del tratamiento endoscópico

Los efectos secundarios son respuestas físicas o emocionales insalubres o desagradables. Los tratamientos endoscópicos pueden causar dolor de garganta, dolor en el pecho o gases. Problemas más graves pero menos comunes son sangrado, desgarro de la pared estomacal o estrechamiento del estómago. Las posibilidades de que aparezca sangrado y desgarros son mayores en el caso de la DSE que en el de la REM.

Aquí no se describen todos los efectos secundarios del tratamiento endoscópico. Pida la lista completa de efectos secundarios comunes y poco frecuentes a su equipo de tratamiento. Si lo afecta un efecto secundario, dígaselo al equipo de tratamiento. Es posible que se puedan tomar medidas para ayudarlo a sentirse mejor.

Tratamiento de apoyo

El tratamiento de apoyo no tiene como objetivo tratar el cáncer sino mejorar la calidad de vida. Se llama también cuidados paliativos. Puede abordar muchas necesidades.

Un ejemplo es el tratamiento de síntomas físicos y emocionales. El tratamiento de apoyo también puede ayudar a tomar decisiones sobre el tratamiento, ya que puede haber más de una alternativa. Asimismo puede ayudar con la coordinación del tratamiento entre los distintos médicos.

Converse con el equipo de tratamiento para planificar el mejor tratamiento de apoyo para usted.

Tratamiento quirúrgico

La cirugía es un tratamiento primario para los cánceres de estómago incipientes y para algunos locorregionales. El tratamiento primario es el tratamiento principal que se utiliza para eliminar el cáncer del cuerpo. El objetivo de la cirugía es quitar todo el tumor y parte del tejido de aspecto normal que lo rodea. El tejido de aspecto normal se llama margen quirúrgico. Se recomienda un margen de 4 cm de ancho o más.

Recibirá instrucciones sobre cómo prepararse para la intervención. Es posible que la semana anterior a la cirugía deba dejar de tomar algunos medicamentos. Durante el día de la intervención, no debe comer ni beber. Se utilizará anestesia general. En algunas personas, la anestesia general causa náuseas, vómitos, confusión, dolor muscular y picazón.

Gastrectomía

La gastrectomía es una cirugía que extirpa todo el estómago o parte de él. **Ver Figura 11.** El tumor del estómago puede haberse extendido a estructuras cercanas. En este caso, se debe extirpar en forma conjunta el estómago y otros tejidos y no debe hacérselo en partes. No es necesario extirpar el bazo si no hay cáncer presente.

Cuánto estómago se extirpará depende de la extensión del cáncer. La gastrectomía total extirpa todo el estómago. La gastrectomía parcial extirpa parte del estómago. La gastrectomía distal es una gastrectomía subtotal de la mitad inferior del estómago. La gastrectomía proximal es una gastrectomía subtotal de la mitad superior del estómago.

Figura 11. Gastrectomía

La gastrectomía extirpa todo el estómago o parte de él. También se extirpan todas las subestructuras cercanas que hayan sido invadidas por el tumor. Durante la cirugía, se extirpan algunos ganglios linfáticos y se los estudia para ver si están afectados por el cáncer.

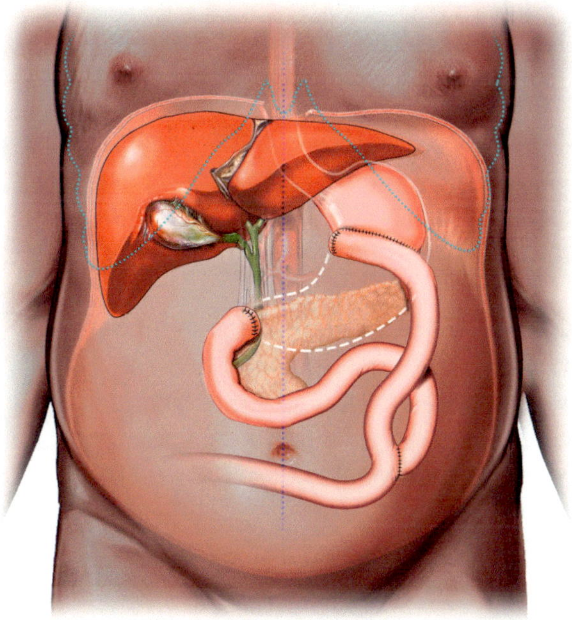

Disección de ganglios linfáticos

Durante la gastrectomía, también se extirparán algunos ganglios linfáticos cerca del estómago. Esto se llama disección de ganglios linfáticos. Se recomienda la extirpación de 15 ganglios linfáticos como mínimo.

La disección D1 extirpa los ganglios linfáticos que se encuentran justo al lado del estómago. La disección D2 extirpa los ganglios D1 como también los ganglios linfáticos que se encuentran junto a las arterias cercanas y el bazo. Un anatomopatólogo analizará si hay cáncer en los ganglios linfáticos para que el cirujano sepa si debe extirpar más tejido.

Métodos quirúrgicos

La cirugía extirpa tejido del cuerpo a través de cortes (incisiones) que se hacen con un bisturí. Hay tres métodos para realizar una gastrectomía. Una gastrectomía abierta es un método que extirpa tejido a través de un corte grande en el abdomen.

La laparoscopía o gastrectomía robótica extirpa tejido con pequeñas herramientas que se introducen a través de pequeños cortes. Como se utilizan cortes pequeños, los médicos describen estos métodos como "mínimamente invasivos". La laparoscopía o gastrectomía robótica es adecuada para algunos cánceres de estómago, pero no para todos. Su cirujano le explicará si su cáncer de estómago se puede extirpar con algunos de estos métodos.

Luego de extirpar el cáncer, se unirán los órganos restantes. En el caso de la gastrectomía total, el intestino delgado se une al esófago. En el caso de la gastrectomía subtotal o distal, la parte del estómago que queda se une al intestino delgado o al esófago.

La intervención completa puede durar entre 2 y 3 horas. La mayor parte de las personas quedan internadas durante una semana para recuperarse. Mientras se recupera de la cirugía, se alimentará a través de una aguja colocada en una vena o mediante una sonda de alimentación.

Efectos secundarios de la cirugía

La cirugía causa dolor, inflamación y cicatrices. El dolor y la inflamación suelen desaparecer en las semanas posteriores a la intervención. Como con cualquier cirugía, existe la posibilidad de infecciones, ataque cardíaco o coágulos sanguíneos.

Los efectos secundarios de la gastrectomía varían según cada persona. Puede sufrir pocos efectos secundarios o muchos. Los efectos secundarios de la gastrectomía incluyen náuseas, vómitos y diarrea. Es posible que adelgace o no absorba suficientes vitaminas. La gastrectomía puede causar acidez (reflujo de ácido gástrico). La filtración de ácido del estómago durante mucho tiempo puede dejar cicatrices y estrechar el esófago. Con menos frecuencia, los alimentos pueden pasar del estómago al tórax y causar dolor.

Aquí no se describen todos los efectos secundarios de la cirugía. Pida la lista completa de efectos secundarios comunes y poco frecuentes a su equipo de tratamiento. Si lo afecta un efecto secundario, dígaselo al equipo de tratamiento. Es posible que se puedan tomar medidas para ayudarlo a sentirse mejor.

Radioterapia

La radioterapia utiliza rayos de alta energía para tratar el cáncer. Los rayos dañan el ADN. Esto elimina las células cancerosas o evita que se formen células nuevas. Para el cáncer de estómago, la radioterapia, por lo general, se combina con quimioterapia. La quimioterapia puede mejorar los efectos de la radiación. Este tratamiento combinado se llama quimiorradiación.

EBRT (**r**adioterapia **e**xterna) es el método utilizado para tratar el cáncer de estómago. En este método, una máquina de gran tamaño dirige la radiación desde fuera del cuerpo. **Ver Figura 12**. La radiación atraviesa la piel y otros tejidos para llegar al tumor.

Sesión de simulación

Para recibir radioterapia, primero debe someterse a una sesión de planificación (simulación). No ingiera alimentos pesados 3 horas antes. Con una TC, se tomará una imagen en 3D del tumor. Puede usarse contraste para realzar las imágenes.

Las imágenes se toman después de colocar su cuerpo en la posición necesaria para el tratamiento. Se recomienda que se acueste de espaldas y se evita que se mueva con un dispositivo de inmovilización. Para algunas personas, se puede utilizar la planificación con TC 4D y otros métodos para controlar el movimiento.

Empleando los equipos de TC, su equipo de tratamiento planificará la mejor dosis de radiación, la cantidad y la forma de los haces de radiación y la cantidad de sesiones de tratamiento. Se da forma a los haces con un programa informático y con hardware que

Figura 12.
Radioterapia externa

La radioterapia normalmente se aplica con un equipo de gran tamaño. Los rayos atraviesan la piel y llegan hasta el tumor. Se protege el tejido sano utilizando modernos tipos de tratamiento.

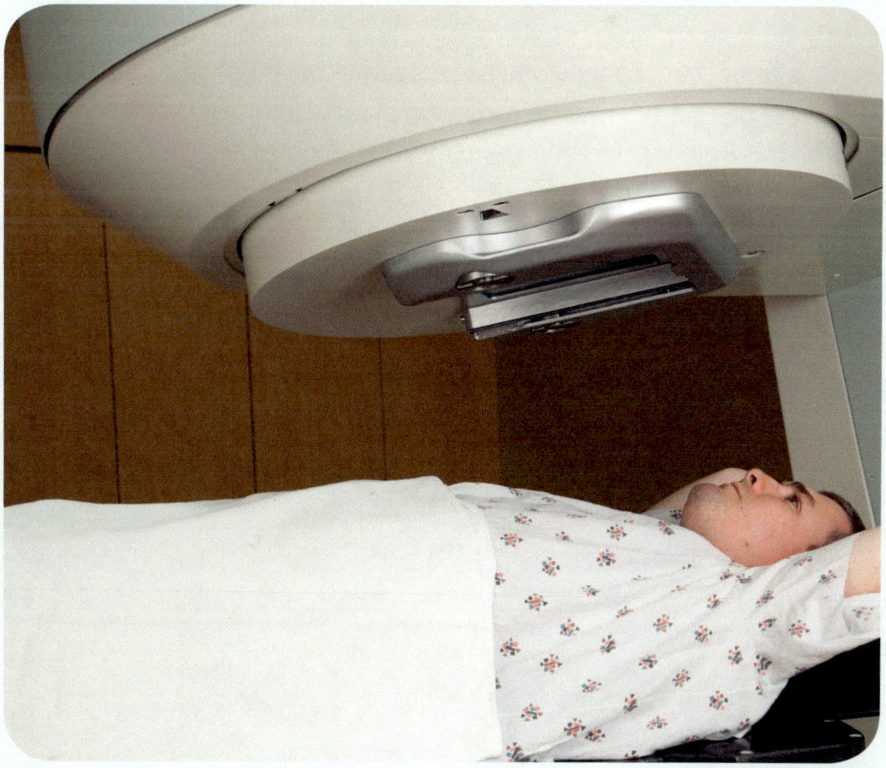

se adosa al equipo de radiación. Los haces se dirigen hacia el tumor con la ayuda de marcas de tinta en la piel o con semillas marcadoras.

Tratamiento propiamente dicho

No ingiera alimentos pesados 3 horas antes del tratamiento. Durante el tratamiento, estará acostado sobre una camilla en la misma posición en la que estuvo durante la simulación. Es posible que se utilicen dispositivos para impedir que se mueva para que la radiación llegue al tumor.

Usted estará solo mientras el técnico opera el equipo en una sala contigua. El técnico podrá verlo, oírlo y hablar con usted en todo momento. Mientras se le realiza el tratamiento, es posible que oiga ruidos. La sesión puede durar menos de 10 minutos.

Hay diversos tipos de radioterapia externa. Para el cáncer de estómago, se recomienda fervientemente la RTC-3D (**r**adio**t**erapia **c**onformada **tri**dimensional). En la RTC-3D, los haces de radiación tienen la forma del tumor para evitar que toque tejidos sanos.

En ocasiones, los órganos vitales pueden estar dentro del campo del haz de radiación si se utiliza la RTC-3D. Se consideran órganos vitales el corazón, los pulmones, el hígado y los riñones. En estos casos, puede utilizarse RIM (**r**adio**t**erapia de **i**ntensidad **m**odulada). La RIM es un tipo más preciso de RTC-3D que se puede utilizar para evitar irradiar los órganos vitales. El haz de radiación se divide en haces más pequeños y puede variarse la intensidad de cada haz.

Efectos secundarios de la radiación

Es probable que la radioterapia cause cambios en la piel. La piel expuesta a la radiación se verá y se sentirá como si hubiese sido quemada por el sol. Probablemente se enrojezca y es posible que se produzca sequedad, inflamación y duela al tacto.

La radioterapia para tratar un tumor de estómago también puede causar síntomas gastrointestinales. Puede sentir náuseas, vómitos y tener diarrea. Puede sentir dolor en la zona. Otras reacciones pueden incluir cansancio extremo a pesar de haber dormido (fatiga) y pérdida del apetito.

Aquí no se describen todos los efectos secundarios de la radioterapia. Pida la lista completa de efectos secundarios comunes y poco frecuentes a su equipo de tratamiento. Si lo afecta un efecto secundario, dígaselo al equipo de tratamiento. Es posible que se puedan tomar medidas para ayudarlo a sentirse mejor.

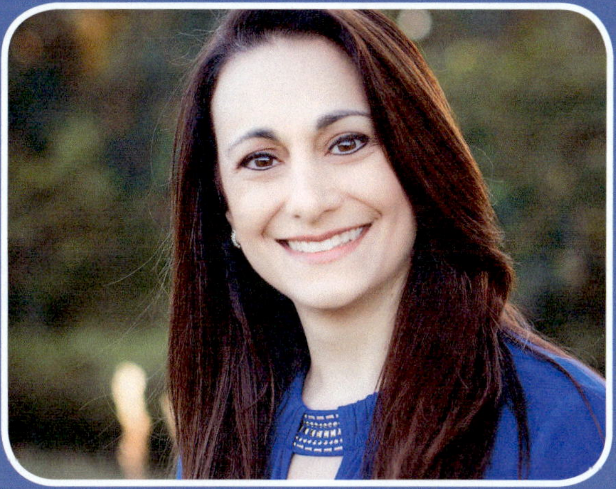

En abril de 2008, yo tenía 40 años, tres hijos, trabajaba de abogada y estaba casada con un médico. Mi vida cambió drásticamente cuando me diagnosticaron cáncer de estómago inoperable e incurable, estadio IV; me dijeron que necesitaría quimioterapia durante el resto de mi vida y que mis probabilidades de estar viva a los cinco años era de solo el 4 %. Había muy pocas opciones de tratamiento para el cáncer de estómago avanzado porque no es una enfermedad común en los Estados Unidos.

Comencé a interiorizarme y a buscar el mejor tratamiento posible. Me dijeron que solo me quedaban unas pocas semanas de vida, entonces, lo primero que pensé fue que mi hija de tres años no me recordaría y que mis gemelos de 10 años atravesarían su adolescencia sin su mamá. No podía imaginar perderme la vida de mis hijos. Estaba decidida a vivir para celebrar con ellos los acontecimientos que toda madre anhela. La posibilidad de no verlos crecer no era una opción para mí.

He tenido ocho recidivas y sigo en tratamiento hasta el día de hoy. Me trataron con regímenes de quimioterapia muy diferentes y tres ciclos de radiación.

Actualmente vivo en Florida con mi marido y mis hijos. Mi familia me ha ayudado a atravesar este momento verdaderamente difícil de mi vida. Ahora, estar con mis hijos y mi marido es mi principal prioridad y cada cumpleaños, acto escolar, partido de fútbol, torneo de karate y recital al que puedo ir es una bendición. No había recursos disponibles cuando me diagnosticaron, entonces, estoy muy feliz de que esta guía esté a su disposición como un recurso para ayudarlo en su experiencia.

Debbie Zelman
Sobreviviente de cáncer estadio IV
Fundadora de Debbie's Dream Foundation:
Curing Stomach Cancer

Quimioterapia

La quimioterapia, o "quimio", incluye fármacos que alteran el ciclo vital de las células cancerosas. Algunos medicamentos que se utilizan en la quimioterapia eliminan las células cancerosas al dañar el ADN o al alterar la creación del ADN. Otros medicamentos interfieren con las partes de la célula necesarias para formar células nuevas. Entonces, no se crean células nuevas para reemplazar a las que mueren. La quimioterapia puede afectar tanto a las células cancerosas como a las normales.

Como se indica en la **Figura 13**, algunos medicamentos actúan cuando las células están en la fase de crecimiento activo. Durante esta fase, las células crecen y se dividen para formar células nuevas. Los fármacos de quimioterapia que alteran la fase de crecimiento funcionan bien para las células cancerosas que crecen y se dividen rápidamente. Otros medicamentos actúan en cualquier fase de crecimiento o reposo.

Los medicamentos utilizados como quimioterapia y otros fármacos para el cáncer de estómago se enumeran en la **Guía 2**. En ocasiones, se utiliza un solo medicamento. Otras veces, se utiliza más de un fármaco porque varían los mecanismos de acción. El régimen combinado es el uso de dos o más medicamentos de quimioterapia.

La mayoría de los medicamentos para el cáncer de estómago son líquidos que se inyectan lentamente en una vena. Solo la capecitabina viene en comprimidos. Independientemente del método, los medicamentos se desplazan en el torrente sanguíneo para tratar el cáncer en todo el cuerpo. Los médicos utilizan el término "integral" cuando se refieren al tratamiento del cáncer para todo el cuerpo.

La quimioterapia se realiza en ciclos con días de tratamiento seguidos de días de descanso. Esto permite que el cuerpo se recupere antes del próximo ciclo. La duración de los ciclos varía según los medicamentos que se utilicen. A menudo, los ciclos tienen 14, 21 o 28 días.

Figura 13.
La quimioterapia y el ciclo celular

La célula atraviesa muchos cambios para dividirse en dos. La ciencia ha agrupado estos cambios en 7 fases principales. Puede haber otra fase de reposo, también. Algunos medicamentos actúan en cualquier fase. Otros fármacos de quimioterapia actúan en una o dos fases de crecimiento.

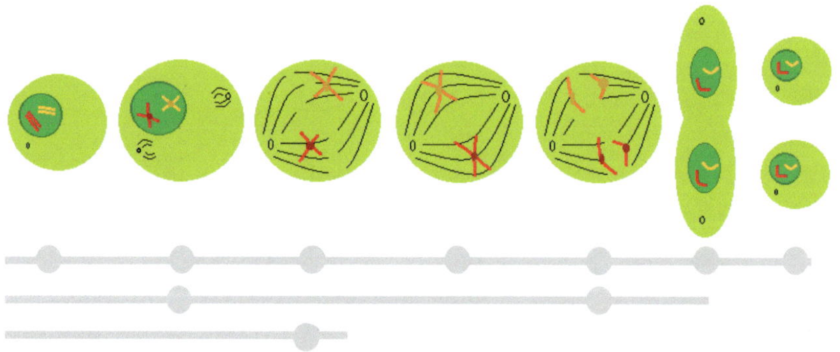

La quimioterapia puede funcionar en algunas o en todas las fases de la división celular.

Guía 2. Medicamentos para el cáncer de estómago

Nombre genérico	Nombre de la marca (nombre de venta)	Tipo de tratamiento
Capecitabina	Xeloda®	Quimioterapia
Carboplatino	-	Quimioterapia
Cisplatino	Platinol®	Quimioterapia
Docetaxel	Taxotere®	Quimioterapia
Epirubicina	Ellence®	Quimioterapia
Fluorouracilo (5-FU)	-	Quimioterapia
Irinotecán	Camptosar®	Quimioterapia
Oxaliplatino	Eloxatin®	Quimioterapia
Paclitaxel	Taxol®	Quimioterapia
Ramucirumab	Cyramza®	Tratamiento selectivo
Trastuzumab	Herceptin®	Tratamiento selectivo

Efectos secundarios de la quimioterapia

Los efectos secundarios de la quimioterapia dependen de muchos factores. Estos factores incluyen el tipo de medicamento, la cantidad que se toma, la duración del tratamiento y la persona. Algunas personas pueden sufrir muchos efectos secundarios. Otras, unos pocos. Algunos efectos secundarios son muy graves mientras que otros pueden ser desagradables, pero no son de gravedad. La mayor parte de los efectos secundarios aparecen poco después de iniciado el tratamiento y desaparecen después del tratamiento. Sin embargo, otros efectos secundarios son de larga duración o pueden aparecer años después.

En general, la mayor parte de los efectos secundarios se producen por la muerte de las células de rápido crecimiento. Estas células se encuentran en la sangre, los intestinos, los folículos pilosos y la boca. Por lo tanto, los efectos secundarios comunes incluyen recuento bajo de glóbulos sanguíneos, pérdida de apetito, náusea, vómitos, diarrea, caída del cabello y llagas en la boca. Es posible que las uñas cambien de color, resistencia, sequedad y suavidad.

Otro efecto secundario común de los medicamentos de quimioterapia es la neuropatía sensitiva. La neuropatía sensitiva es el daño de los nervios sensitivos. Puede estar causada por oxaliplatino, paclitaxel, docetaxel, y 5-FU.

Los síntomas de la neuropatía sensitiva incluyen entumecimiento, hormigueo y dolor en los dedos de las manos y de los pies. Es posible que experimente sensibilidad al frío y dolor al contacto ligero. Puede llevar meses o años para que desaparezcan los síntomas. Para algunas personas, la neuropatía sensitiva es permanente. Converse con su médico sobre cómo prevenir o reducir los síntomas de la neuropatía sensitiva.

Aquí no se describen todos los efectos secundarios de la quimioterapia. Pida la lista completa de efectos secundarios comunes y poco frecuentes a su equipo de tratamiento. Si lo afecta un efecto secundario, dígaselo al equipo de tratamiento. Es posible que se puedan tomar medidas para ayudarlo a sentirse mejor.

Medicina alternativa y complementaria

La MAC (*m*edicina *a*lternativa y *c*omplementaria) es un grupo de tratamientos que, por lo general, no son ofrecidos por médicos. Hoy en día hay mucho interés en la MAC para el cáncer. Se están estudiando muchas MAC para comprobar si son realmente útiles.

Las medicinas complementarias son tratamientos que se administran junto con los tratamientos médicos habituales. Si bien se sabe que las MAC no eliminan las células cancerosas, es posible que mejoren la comodidad y el bienestar de las personas. Dos ejemplos son la acupuntura para el tratamiento del dolor y el yoga para la relajación.

La medicina alternativa se utiliza en lugar de la medicina tradicional. Algunas medicinas alternativas se venden como curas aun cuando no se ha demostrado que sean efectivas. Si hubiese pruebas claras de que las MAC u otros tratamientos curaron el cáncer, estarían incluidos en este libro.

Es importante avisarle al equipo de tratamiento si está utilizando alguna MAC. El equipo puede decirle qué MAC pueden ser útiles y cuáles pueden limitar la acción de los tratamientos médicos.

Tratamiento selectivo

El tratamiento selectivo incluye una clase de medicamentos que detienen la acción de las moléculas que colaboran con el crecimiento de las células cancerosas. Es menos probable que dañe las células normales que la quimioterapia. El tratamiento selectivo para el cáncer de estómago actúa sobre el FCEV (**f**actor de **c**recimiento **e**ndotelial **v**ascular) o sobre el HER2.

Estos tratamientos se describen brevemente a continuación. Se describen algunos efectos secundarios. Pida la lista completa de efectos secundarios comunes e infrecuentes a su equipo de tratamiento. En la Parte 5, se ofrece información sobre las personas que pueden recibir estos medicamentos.

Vía del FCEV

Para crecer, las células cancerosas necesitan alimento y oxígeno en la sangre. Las células cancerosas obtienen sangre de los vasos sanguíneos que crecen en el tumor. El FCEV es una de las moléculas que desencadena el crecimiento de estos vasos sanguíneos.

El FCEV está formado por células cancerosas. Pasa de las células cancerosas a las células endoteliales, que forman los vasos sanguíneos. El FCEV se adhiere a los receptores superficiales del exterior de las células endoteliales. Estos receptores son proteínas que se encuentran dentro de las membranas celulares y que se extienden desde el interior hacia el exterior de las células. La adhesión del FCEV a los receptores desencadena las señales de crecimiento. Ramucirumab es un medicamento que ataca el FCEV.

Ramucirumab

El ramucirumab se adhiere a los receptores de FCEV del exterior de las células endoteliales. **Ver Figura 14**. Esto impide que se adhiera el FCEV. El FCEV no dispara las señales de crecimiento.

El ramucirumab se administra como infusión intravenosa. La infusión de la dosis completa dura 60 minutos. Ramucirumab se administra siempre con quimioterapia. Se aplica cada dos semanas durante el primer día de la quimioterapia.

Los efectos secundarios comunes del ramucirumab son presión alta y diarrea. Los efectos secundarios graves incluyen sangrado; coágulos sanguíneos; perforación del intestino; conexión anormal entre partes del cuerpo y cicatrización lenta de las heridas.

Figura 14. Tratamiento selectivo con FCEV

Las células cancerosas necesitan sangre para crecer. Envían el FCEV a las células endoteliales para desencadenar el crecimiento de vasos sanguíneos. Ramucirumab impide que el FCEV se adhiera a los receptores.

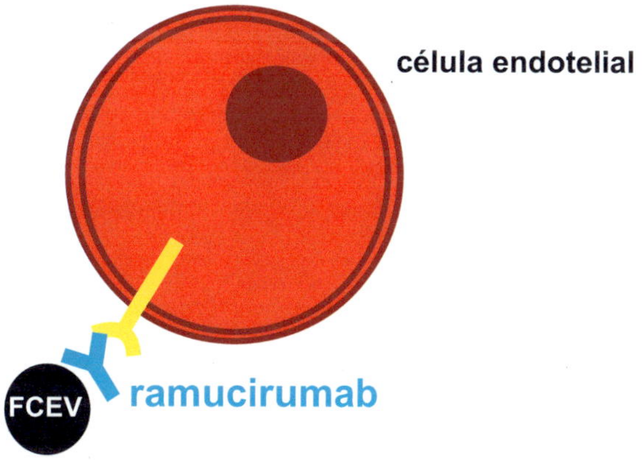

Vía del HER2

El crecimiento de las células se inicia por las señales de crecimiento. HER2 es uno de los receptores superficiales en el cáncer de estómago que puede desencadenar señales de crecimiento. Cuando HER2 se adhiere a otros receptores, se activa la vía química que envía señales de crecimiento.

Algunas personas con cáncer de estómago tienen demasiados HER2. Con demasiados HER2, nuevas células cancerosas se forman rápidamente. Trastuzumab es un medicamento que se utiliza para detener las señales de crecimiento del HER2. La investigación ha demostrado que desacelera el crecimiento del cáncer metastásico que tiene demasiados receptores del HER2.

Trastuzumab

Trastuzumab se adhiere al extremo del HER2 que se encuentra fuera de la célula. Al hacerlo, impide que el HER2 se adhiera a otros receptores superficiales. **Ver Figura 15**. No se disparan las señales de crecimiento.

Trastuzumab se da siempre con quimioterapia. Se aplica como inyección en una vena. El medicamento se desplaza en el torrente sanguíneo para tratar el cáncer en todo el cuerpo.

Es posible que sufra una respuesta leve similar a una gripe con la primera dosis de trastuzumab que incluye fiebre, escalofríos, dolor de cabeza, dolor muscular y náuseas. Esta respuesta es menos común con la segunda y la tercera dosis. Los efectos secundarios poco frecuentes incluyen lesiones en el corazón o los pulmones.

Figura 15. Tratamiento selectivo con HER2

Algunos cánceres de estómago constan de células cancerosas con demasiados HER2. Los HER2 desencadenan las señales de crecimiento de las células cancerosas. Trastuzumab impide que los HER2 se adhieran a otros receptores superficiales y se desencadenen las señales de crecimiento.

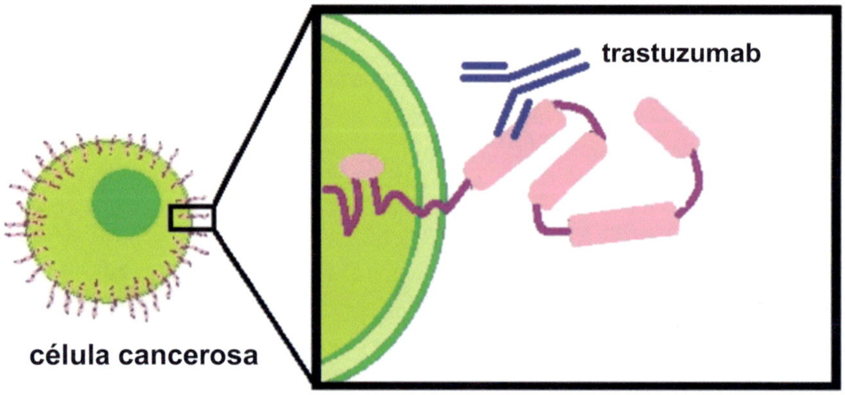

Ensayos clínicos

Las nuevas pruebas y tratamientos no se ofrecen al público de inmediato. Deben ser estudiados. Un ensayo clínico es un tipo de investigación que estudia una prueba o tratamiento.

Los ensayos clínicos estudian la seguridad y la utilidad de las pruebas y tratamientos. Cuando se comprueba que son útiles y seguros, pueden transformarse en el tratamiento estándar del futuro. Gracias a los ensayos clínicos, las pruebas y tratamientos de este libro ahora se utilizan ampliamente para ayudar a las personas con cáncer de estómago.

Las nuevas pruebas y tratamientos atraviesan una serie de ensayos clínicos para garantizar que sean seguros y eficaces. Sin los ensayos clínicos, no hay manera de saber si una prueba o tratamiento es útil o seguro. Los ensayos clínicos tienen cuatro fases. Ejemplos de las cuatro fases para un tratamiento:

- Los ensayos de **fase I** tienen como objetivo encontrar la mejor dosis de un medicamento con la menor cantidad de efectos secundarios.
- Los ensayos de **fase II** evalúan si un medicamento actúa en un tipo de cáncer específico.
- Los ensayos de **fase III** comparan el medicamento nuevo con el tratamiento estándar.
- Los ensayos de **fase IV** prueban nuevos medicamentos aprobados por la FDA (**A**dministración de **A**limentos y **M**edicamentos) de los Estados Unidos en muchos pacientes con diferentes tipos de cáncer.

Incorporarse a un ensayo clínico tiene beneficios. Primero, tendrá acceso al más avanzado tratamiento para el cáncer. Segundo, recibirá la mejor atención. Tercero, se hará un seguimiento cuidadoso de los resultados de su tratamiento (tanto si son buenos o malos). Cuarto, puede ayudar a otros pacientes con cáncer.

Los ensayos clínicos tienen riesgos, también. Como cualquier estudio o tratamiento, también puede haber efectos secundarios. Además, es posible que los estudios o tratamientos nuevos no sean útiles. Otra desventaja puede ser que se necesitan más trámites o más visitas al hospital.

Para incorporarse a un ensayo clínico, debe cumplir con las condiciones del estudio. Los pacientes de un ensayo clínico, por lo general, tienen el mismo tipo de cáncer y estado de salud general. Esto es para saber si el progreso se debe al tratamiento y no a diferencias entre los pacientes.

Para incorporarse, debe leer y firmar un documento llamado consentimiento informado. Este documento describe el estudio en detalle, incluso los riesgos y beneficios.

Pregunte a su equipo de tratamiento si hay algún ensayo clínico abierto al que pueda incorporarse. Puede haber ensayos clínicos en el lugar dónde recibe tratamiento o en otros centros cerca de su hogar. Además, puede encontrar ensayos clínicos en los sitios web que se detallan en la Parte 6.

Repaso

- La resección endoscópica extirpa los tumores incipientes con pequeñas herramientas que se introducen por la garganta hasta llegar al estómago.
- La gastrectomía extirpa todo el estómago o parte de él junto con los ganglios linfáticos cercanos mediante una incisión que se realiza en el abdomen. Esta intervención se puede hacer con un corte grande (método abierto) o con algunos pequeños cortes (método mínimamente invasivo).
- La radioterapia utiliza rayos de alta energía para eliminar las células cancerosas o evitar que se formen células nuevas.
- La quimioterapia impide que las células cancerosas completen su ciclo vital de modo tal que no aumente su cantidad.
- Un tipo de tratamiento selectivo impide el crecimiento de nuevos vasos sanguíneos en los tumores del estómago. Sin sangre, las células cancerosas no reciben alimento y mueren. Un segundo tipo de tratamiento selectivo para el cáncer de estómago impide que las células cancerosas reciban ciertas señales de crecimiento.
- Los ensayos clínicos permiten a las personas acceder a nuevas pruebas y tratamientos que, de otro modo, no podrían recibir. Estas nuevas pruebas y tratamientos, en el futuro, podrían ser aprobados por la FDA.

NCCN National Comprehensive Cancer Network®

5 Guía de tratamiento

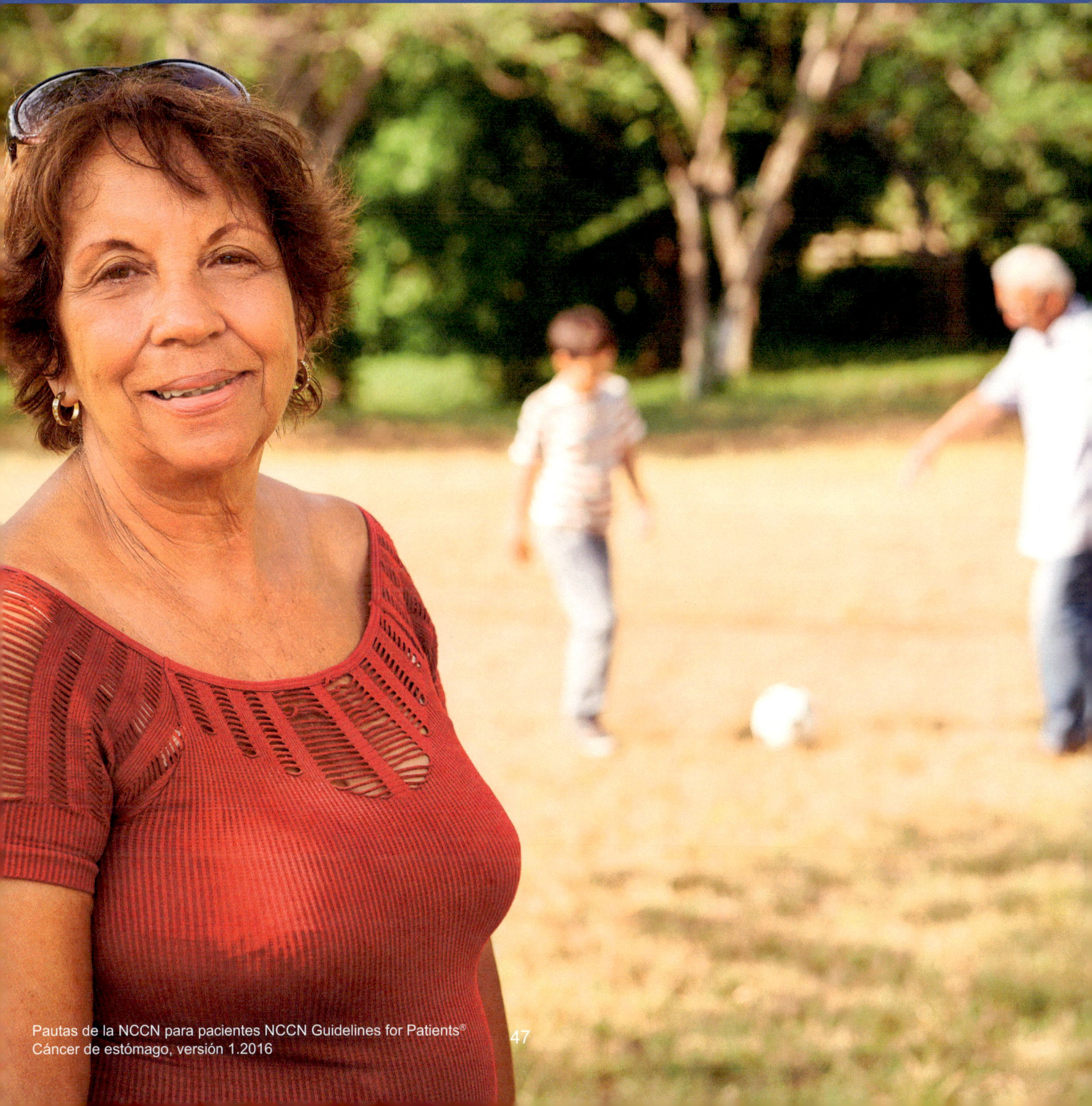

5 Guía de tratamiento

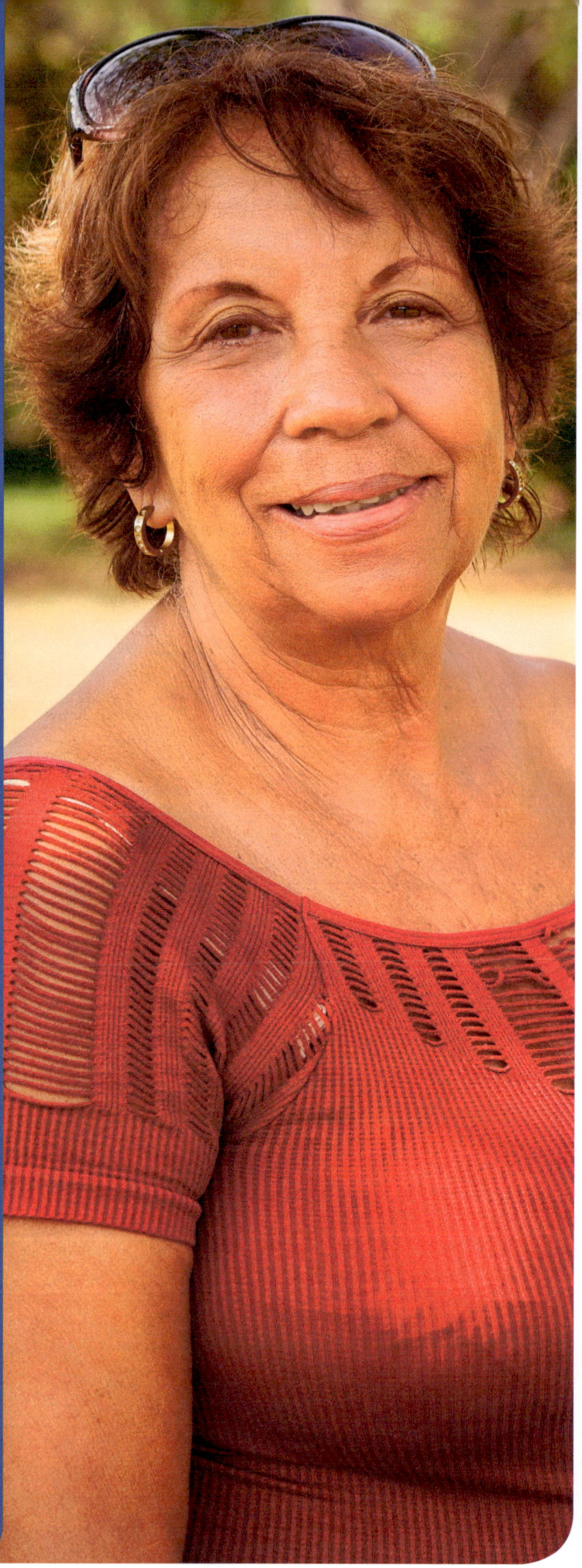

La Parte 5 es una guía de las opciones de tratamiento para las personas con cáncer de estómago. Las opciones de tratamiento se agrupan según la extensión del cáncer. Esta información se toma de las guías de tratamiento elaboradas por los expertos de la NCCN para los médicos que tratan el cáncer de estómago. Sus médicos pueden sugerir otros tratamientos diferentes de los que se describen en la Parte 5 de acuerdo con su estado de salud y sus deseos personales.

Cáncer muy incipiente

Guía 3. Tratamiento inicial

Estado para la cirugía	¿Cuáles son mis opciones?
Aprobación y consentimiento para la cirugía	• REM, • DSE o • Cirugía
Falta de aprobación o rechazo de la cirugía	• REM o • DSE

Guía 4. Tratamiento después de la cirugía

Resultados quirúrgicos	¿Cuáles son mis opciones?
No hay cáncer en el margen quirúrgico ni en los ganglios linfáticos	• Comenzar un tratamiento de seguimiento
Hay cáncer en el margen quirúrgico	• Quimiorradiación o • Cirugía
Queda cáncer en el estómago o cerca de él	• Quimiorradiación o • Tratamiento de apoyo
Se descubre cáncer en sitios distantes	• Tratamiento de apoyo

La **Guía 3** describe opciones para el tratamiento inicial de cánceres muy incipientes. Estos cánceres no se han extendido más allá de la primera capa de la pared del estómago (mucosa). No hay evidencias de cáncer en los ganglios linfáticos cercanos ni en sitios distantes. La clasificación TMN para los cánceres muy incipientes son Tis, N0, M0 (estadio 0) y T1a, N0, M0 (estadio IA).

Las opciones de tratamiento dependen de si usted está en buenas condiciones de salud como para ser intervenido. Su disposición para operarse también es un factor. Sus médicos evaluarán si está en condiciones de ser intervenido; revisarán sus pulmones, corazón e ingesta nutricional.

Para todos los cánceres muy incipientes, las alternativas incluyen REM y DSE. Si puede ser intervenido, la gastrectomía con disección de ganglios linfáticos es otra opción. En los centros con expertos en DSE, se prefiere sobre otras opciones para el tratamiento inicial de cánceres muy incipientes.

Después de REM o DSE, los resultados de los estudios pueden sugerir un cáncer de mayor riesgo. Es más probable que los cánceres de mayor riesgo se expandan a los ganglios linfáticos. Los signos de mayor riesgo incluyen células cancerosas que tienen un aspecto muy diferente a las células normales (poco diferenciadas) y la extensión del tumor a la segunda capa de la pared del estómago (submucosa). En este caso, se le puede indicar una gastrectomía con extirpación de ganglios linfáticos.

La **Guía 4** describe las opciones para el tratamiento después de la cirugía. Los resultados de la cirugía se utilizan para decidir si se necesita más tratamiento. Los resultados de la cirugía incluyen: 1) no hay cáncer en el margen quirúrgico o ganglios linfáticos; 2) hay cáncer en el margen quirúrgico; 3) no se pudo extirpar todo el cáncer que pudo ver el cirujano en el estómago o cerca de él, y 4) se encontró cáncer en sitios distantes (clasificación M1).

Es posible que su cirujano haya podido extirpar todo el cáncer y un margen quirúrgico libre de cáncer. En este caso, no se necesita más tratamiento si no hay cáncer en los ganglios linfáticos. El siguiente paso es comenzar un tratamiento de seguimiento.

Si se descubre cáncer en el margen quirúrgico, se recomienda quimiorradiación u otra cirugía. La quimiorradiación tratará todo el cáncer que pueda quedar en el cuerpo. Del mismo modo, si su cirujano no pudo extirpar todo el cáncer de su estómago o cerca de él, la quimiorradiación es una de las dos alternativas. En estos casos, se recomienda quimioterapia con 5-FU o capecitabina intravenosos antes y después de la quimiorradiación con fluoropirimidina.

Es posible que reciba tratamiento de apoyo. Es una segunda opción cuando queda cáncer en el estómago o cerca de él después de la cirugía. También se recomienda si se descubre cáncer M1 durante la cirugía. El tratamiento de apoyo se describe en la sección, *Cáncer metastásico*.

Guía 5. Tratamiento de seguimiento después de tratar el cáncer

Tratamiento del cáncer	Tipo de tratamiento	¿Con qué frecuencia debo recibir este tratamiento?
REM o DSE	EE con endoscopía gastrointestinal superior	• Generalmente, cada 6 a 12 meses
Cirugía	Antecedentes médicos y examen físico	• Cada 3 a 6 meses durante 1 o 2 años ◦ Si los resultados son normales, repetir cada 6 a 12 meses durante 3 a 5 años ◦ Si los resultados son normales, repetir una vez al año
	Hemograma completo y perfil bioquímico	• Según sea necesario
	TC con contraste de tórax y abdomen o endoscopía gastrointestinal superior	• Según sea necesario
	Prueba de desnutrición	• De manera periódica

La **Guía 5** describe el tratamiento de seguimiento después de tratar el cáncer. El tratamiento de seguimiento comienza cuando ya no hay signos de cáncer después de haber sido tratado. Depende del tratamiento para el cáncer que haya recibido.

Después de REM o DSE

Se requiere EE con endoscopía gastrointestinal superior. La EE detecta muy bien el cáncer (si vuelve). Se recomiendan cuatro a seis biopsias de puntos anormales.

Después de la cirugía

Se deben realizar con regularidad exámenes físicos y se deben actualizar sus antecedentes médicos. Los análisis de sangre, TC y endoscopías gastrointestinales superiores se realizan solo cuando es necesario.

Debido a la cirugía, es posible que no esté obteniendo los nutrientes necesarios. Deben medirse los niveles de B12 y hierro, entre otros. Se debe recibir tratamiento según sea necesario.

Recidiva

El cáncer puede volver durante el tratamiento de seguimiento. Esto se llama recidiva. Las opciones de tratamiento dependen del lugar dónde ha reaparecido el cáncer.

El cáncer que vuelve cerca del lugar dónde está (o estaba) el estómago se llama cáncer locorregional. La cirugía puede ser una alternativa si su estado de salud es bueno.

De otro modo, se recomienda tratamiento de apoyo para el cáncer locorregional y metastásico. El tratamiento de apoyo se describe en la sección, *Cáncer metastásico*.

Cáncer locorregional

Guía 6. Tratamiento inicial

Estado para la cirugía	Estadio clínico	¿Cuáles son mis opciones?
Aprobación y consentimiento para la cirugía	T1a, N1–N3, M0 T1b, cualquier N, M0	• Cirugía
	T2, cualquier N, M0 T3, cualquier N, M0 T4, cualquier N, M0	• Cirugía, • Quimioterapia antes y después de la cirugía o • Quimiorradiación antes de la cirugía
Puede recibir la aprobación para la cirugía	Cualquiera	• Quimiorradiación ± cirugía o • Quimioterapia ± cirugía
Falta de aprobación o rechazo de la cirugía	Cualquiera	• Quimiorradiación o • Tratamiento de apoyo

La **Guía 6** describe opciones para el tratamiento inicial del cáncer locorregional. Estos cánceres se han extendido más allá de la primera capa de la pared del estómago (mucosa). Es posible que haya cáncer en los ganglios linfáticos cercanos pero no en sitios distantes. En la Guía 6, se incluye una lista de estadificación clínica que corresponde a cánceres locorregionales.

La cirugía puede ser una opción de tratamiento para estos cánceres. Sus médicos evaluarán si está en condiciones de ser intervenido; revisarán sus pulmones, corazón e ingesta nutricional. Sus médicos también evaluarán si la quimioterapia o la quimiorradiación serían beneficiosos.

Aprobación y consentimiento para la cirugía

Si se aprueba la cirugía y usted presta su consentimiento, su tratamiento inicial puede ser la cirugía solamente. Sin embargo, para la mayor parte de las personas, la cirugía sola no es suficiente. Entonces, hay otras dos opciones si el tumor se ha extendido más allá de la segunda capa de la pared del estómago. Estas incluyen los tumores con clasificación T2, T3 o T4.

La segunda opción es quimioterapia antes y después de la cirugía. Esto se llama quimioterapia perioperatoria. La tercera opción es hacer quimiorradiación antes de la cirugía (preoperatoria) pero se necesita más investigación para saber si es efectiva.

Los regímenes recomendados para la quimioterapia perioperatoria son los siguientes:

- 5-FU y cisplatino.
- ECF (epirubicina, cisplatino y fluorouracilo).
- Epirubicina, oxaliplatino y fluorouracilo.
- Epirubicina, cisplatino y capecitabina.
- Epirubicina, oxaliplatino y capecitabina.

Los regímenes recomendados para la quimiorradiación perioperatoria son los siguientes:

Regímenes preferidos
- Paclitaxel y carboplatino.
- Cisplatino y 5-FU (o capecitabina).
- Oxaliplatino y 5-FU (o capecitabina).

Otros regímenes
- Paclitaxel y 5-FU (o capecitabina).

Puede recibir la aprobación para la cirugía

Puede recibir la aprobación para la cirugía si el cáncer está diseminado alrededor del estómago. Otros tratamientos pueden reducir el cáncer lo suficiente como para la cirugía. La quimiorradiación con fluoropirimidina o taxanos puede reducir el cáncer. Una segunda opción es reducir el cáncer solo con quimioterapia.

Se volverá a estadificar el cáncer para evaluar si se ha reducido. La estadificación se debe hacer con una TC, hemograma completo y un perfil bioquímico general. Se debe realizar una TC de tórax, abdomen y pelvis. El medio de contraste se inyecta en una vena y también lo beberá como líquido. Se puede realizar TEP/TC si es necesario.

Si el tumor se reduce mucho, es posible que reciba la aprobación para la cirugía. Otra opción es comenzar un tratamiento de seguimiento.

Si el tumor no se redujo lo suficiente, el tratamiento de apoyo es una opción. El tratamiento de apoyo se describe en la siguiente sección, *Cáncer metastásico*.

Falta de aprobación o rechazo de la cirugía

Si no se ha aprobado la cirugía o usted la rechaza, una opción para tratar de curar el cáncer es la quimiorradiación. Los médicos llaman a este tipo de quimiorradiación "quimiorradiación definitiva". Se debe utilizar quimioterapia con fluoropirimidina o taxanos.

Una segunda opción es el tratamiento de apoyo. El tratamiento de apoyo se describe en la siguiente sección, *Cáncer metastásico*.

Guía 7. Tratamiento después de la cirugía solamente

Resultados quirúrgicos	Estadificación anatomopatológica	¿Cuáles son mis opciones?
No hay cáncer en el margen quirúrgico	T1b, N0, M0	• Comenzar un tratamiento de seguimiento
	T2, N0, M0	• Comenzar un tratamiento de seguimiento o • Quimiorradiación si es probable que vuelva el cáncer
	T1, N1–N3, M0 T2, N1–N3, M0 T3, cualquier N, M0 T4, cualquier N, M0	• Quimiorradiación o • Quimioterapia si se eliminan los ganglios linfáticos D2
Hay cáncer en el margen quirúrgico	Cualquiera	• Quimiorradiación
Queda cáncer en el estómago o cerca de él	Cualquiera	• Quimiorradiación o • Tratamiento de apoyo
Se descubre cáncer en sitios distantes	Cualquiera	• Tratamiento de apoyo

La **Guía 7** describe las opciones para el siguiente tratamiento después del tratamiento inicial con cirugía solamente. Los resultados de la cirugía se utilizan para decidir si se necesita más tratamiento. Los resultados de la cirugía incluyen: 1) no hay cáncer en el margen quirúrgico; 2) hay cáncer en el margen quirúrgico; 3) no se pudo extirpar todo el cáncer que pudo ver el cirujano en el estómago o cerca de él; y 4) se encontró cáncer en sitios distantes (clasificación M1).

Cuando no hay cáncer en el margen quirúrgico, las opciones también se basan en la estadificación anatomopatológica. Ese es el estadio del cáncer después de la cirugía. No se requiere más tratamiento si el cáncer tiene clasificación T1b, N0, M0 o T2, N0, M0. El siguiente paso es comenzar un tratamiento de seguimiento. Se recomienda quimiorradiación solo para los tumores T2 si las posibilidades de que vuelva el cáncer son altas. Es más probable que vuelva el cáncer si:

- Las células cancerosas no se asemejan mucho a las células normales,
- El cáncer se ha expandido a los vasos linfáticos o a los nervios,
- Tiene menos de 50 años de edad, o
- No se han extirpado los ganglios linfáticos D2.

Aun cuando no haya cáncer en el margen, los cánceres que deben recibir más tratamiento incluyen los clasificados como 1) T1 o T2 con cáncer en los ganglios linfáticos o 2) T3 o T4 con o sin cáncer en los ganglios linfáticos. Para estos cánceres, la quimiorradiación es una alternativa. Se recomienda quimioterapia con 5-FU o capecitabina como infusión intravenosa antes y después de quimiorradiación con fluoropirimidina.

Una segunda opción para las personas a las que se les extirparon los ganglios linfáticos D2 es la quimioterapia sin radiación. Los ganglios linfáticos D2 incluyen los que se encuentran próximos a las arterias cercanas y al bazo. En este caso, se recomienda capecitabina con oxaliplatino o cisplatino.

Si se descubre cáncer en el margen quirúrgico, se recomienda quimiorradiación. La quimiorradiación tratará todo el cáncer que pueda quedar en el cuerpo. Del mismo modo, si su cirujano no pudo extirpar todo el cáncer de su estómago o cerca de él, la quimiorradiación es una de las dos alternativas. En estos casos, se recomienda quimioterapia con 5-FU o capecitabina intravenosos antes y después de la quimiorradiación con fluoropirimidina.

Es posible que reciba tratamiento de apoyo. Es una segunda opción cuando queda cáncer en el estómago o cerca de él después de la cirugía. También se recomienda si se descubre cáncer M1 durante la cirugía. El tratamiento de apoyo se describe en la siguiente sección, *Cáncer metastásico*.

Guía 8. Próximo tratamiento después del tratamiento pre o perioperatorio + cirugía

Resultados quirúrgicos	Estadificación anatomopatológica	¿Cuáles son mis opciones?
No hay cáncer en el margen quirúrgico	Cualquier T, N0, M0	• Comenzar un tratamiento de seguimiento o • Quimioterapia si se administró antes de la cirugía
	Cualquier T, N1 a N3, M0	• Quimioterapia si se administró antes de la cirugía
Hay cáncer en el margen quirúrgico	Cualquiera	• Quimiorradiación si no se administró antes de la cirugía
Queda cáncer en el estómago o cerca de él	Cualquiera	• Quimiorradiación si no se administró antes de la cirugía, o • Tratamiento de apoyo
Se descubre cáncer en sitios distantes	Cualquiera	• Tratamiento de apoyo

La Guía 8 describe las opciones para el próximo tratamiento después del tratamiento inicial con quimiorradiación o quimioterapia seguida de cirugía. Los resultados de la cirugía se utilizan para decidir si se necesita más tratamiento. Los resultados de la cirugía incluyen: 1) no hay cáncer en el margen quirúrgico; 2) hay cáncer en el margen quirúrgico; 3) no se pudo extirpar todo el cáncer que pudo ver el cirujano en el estómago o cerca de él; y 4) se encontró cáncer en sitios distantes (clasificación M1).

Cuando no hay cáncer en el margen quirúrgico, las opciones también se basan en la estadificación anatomopatológica. Ese es el estadio del cáncer después de la cirugía. Para los cánceres clasificados N0, no se requiere más tratamiento a menos que haya recibido quimioterapia antes de la cirugía. Si recibió quimioterapia con o sin radiación antes de la cirugía, se recomienda más quimioterapia para los cánceres con clasificación N0, N1, N2 o N3. Los regímenes recomendados para la quimioterapia después de la cirugía son los siguientes:

- ECF (epirubicina, cisplatino y fluorouracilo).
- Epirubicina, oxaliplatino y fluorouracilo.
- Epirubicina, cisplatino y capecitabina.
- Epirubicina, oxaliplatino y capecitabina.

Si se descubre cáncer en el margen quirúrgico, se recomienda quimiorradiación si no la recibió antes de la cirugía. La quimiorradiación tratará todo el cáncer que pueda quedar en el cuerpo. Del mismo modo, si su cirujano no pudo extirpar todo el cáncer de su estómago o cerca de él, la quimiorradiación es una de las dos alternativas. En estos casos, se recomienda quimioterapia con 5-FU o capecitabina intravenosos antes y después de la quimiorradiación con fluoropirimidina.

Es posible que reciba tratamiento de apoyo. Es una segunda opción cuando queda cáncer en el estómago o cerca de él después de la cirugía. También se recomienda si se descubre cáncer M1 durante la cirugía. El tratamiento de apoyo se describe en la siguiente sección, *Cáncer metastásico*.

Guía 9. Tratamiento de seguimiento después de tratar el cáncer

Tipo de tratamiento	¿Con qué frecuencia debo recibir este tratamiento?
Antecedentes médicos y examen físico	• Cada 3 a 6 meses durante 1 o 2 años ◦ Si los resultados son normales, repetir cada 6 a 12 meses durante 3 a 5 años ◦ Si los resultados son normales, repetir una vez al año
Hemograma completo y perfil bioquímico	• Según sea necesario
TC con contraste de tórax y abdomen o endoscopía gastrointestinal superior	• Según sea necesario
Prueba de desnutrición	• De manera periódica

La **Guía 9** describe el tratamiento de seguimiento después de tratar el cáncer. El tratamiento de seguimiento comienza cuando ya no hay signos de cáncer después de haber sido tratado.

Se deben realizar con regularidad exámenes físicos y se deben actualizar sus antecedentes médicos. Los análisis de sangre, la TC y la endoscopía gastrointestinal superior se realizan solo cuando es necesario.

Debido a la cirugía, es posible que no esté obteniendo los nutrientes necesarios. Deben medirse los niveles de B12 y hierro, entre otros. Se debe recibir tratamiento según sea necesario.

Recidiva

El cáncer puede volver durante el tratamiento de seguimiento. Esto se llama recidiva. Las opciones de tratamiento dependen del lugar dónde ha reaparecido el cáncer.

El cáncer que vuelve cerca del lugar dónde está (o estaba) el estómago se llama cáncer locorregional. La cirugía puede ser una alternativa si su estado de salud es bueno.

De otro modo, se recomienda tratamiento de apoyo para el cáncer locorregional y metastásico. El tratamiento de apoyo se describe en la siguiente sección, *Cáncer metastásico*.

Cáncer metastásico

Guía 10. Tratamiento de apoyo

Clasificación del estado funcional	¿Cuáles son mis opciones?
ECOG ≤2 o KPS ≥60	• Tratamiento de apoyo con tratamiento integral (ver página 64). • Ensayo clínico. • Tratamiento de apoyo sin tratamiento integral (ver página 66).
ECOG ≥3 o KPS <60	• Tratamiento de apoyo sin tratamiento integral (ver página 66).

Tratamiento de apoyo

El cáncer metastásico M1 no se puede tratar con tratamientos locales. El cáncer metastásico incluye el estadio IV. En cambio, se ofrece tratamiento de apoyo para desacelerar la extensión del cáncer. Cuando se utiliza en los cánceres avanzados, el tratamiento de apoyo a menudo se denomina cuidados paliativos.

El objetivo de este tratamiento es evitar y aliviar las molestias que puede sentir porque el cáncer no se puede curar. Este tipo de tratamiento también puede extender la vida, mejorar su alimentación y ayudarlo a sentirse mejor en general.

Las personas sin cáncer metastásico también reciben tratamiento de apoyo. Si la cirugía no es una alternativa, el tratamiento integral para controlar la extensión del cáncer puede ser una opción. El tratamiento integral trata el cáncer en cualquier lugar del cuerpo. Otros aspectos del tratamiento de apoyo, tales como el control de síntomas, son útiles para muchas personas con cáncer de estómago de cualquier estadio.

La **Guía 10** describe las opciones utilizadas para tratar los cánceres metastásicos y avanzados. Las opciones se basan en su estado funcional, es decir, su habilidad para realizar actividades. Su médico clasificará su estado funcional con una de estas dos escalas:

Escala funcional de ECOG (Eastern Cooperative Oncology Group [**G**rupo **O**ncológico **C**ooperativo de la **c**osta **E**ste])

- Un **puntaje de 0** significa que la persona está plenamente activa.
- Un **puntaje de 1** significa que la persona puede cuidar de sí misma pero no puede hacer actividad física intensa.
- Un **puntaje de 2** significa que la persona puede cuidar de sí misma, pasa la mayor parte de las horas de vigilia fuera de la cama, pero no puede realizar ningún trabajo.
- Un **puntaje de 3** significa que la persona no puede cuidar de sí misma ni puede realizar ningún trabajo y pasa la mayor parte de las horas de vigilia en la cama.
- Un **puntaje de 4** significa que la persona está completamente inválida.

KPS (Karnofsky Performance Status [**e**stado **f**uncional de **K**arnofsky])

- Un **puntaje de 0 a 49** significa que la persona no puede cuidar de sí misma.
- Un **puntaje de 50 a 79** significa que la persona no puede trabajar y necesita asistencia.
- Un **puntaje de 80 a 100** significa que la persona puede trabajar y realizar actividades normales.

La quimioterapia puede causar efectos secundarios graves. Entonces, se indica solamente si su salud no ha limitado seriamente sus actividades.

Si tiene un puntaje de ECOG de 2 o menos o un puntaje de KPS de más de 60, tiene dos opciones. La primera opción es el tratamiento de apoyo con tratamiento integral. Una segunda opción es incorporarse a un ensayo clínico que pruebe un nuevo tratamiento integral. Una tercera opción es el tratamiento de apoyo sin tratamiento integral.

Los tratamientos integrales recomendados por los expertos de la NCCN se describen en la página 64. El control de síntomas se describe en la página 66.

El tratamiento de apoyo que excluye el tratamiento integral es una alternativa si tiene un puntaje de ECOG de 3 o menos o un puntaje de KPS inferior a 60. Puede recibir otros tipos de tratamiento para mejorar su calidad de vida.

Guía 11. Tratamientos integrales de primera línea*

Regímenes preferidos	Otros regímenes
Fluoropirimidina¥ + cisplatino	Paclitaxel + cisplatino o carboplatino
Fluoropirimidina¥ + oxaliplatino	Docetaxel + cisplatino
¥5-FU o capecitabina	Docetaxel
	5-FU + irinotecán
	Docetaxel + cisplatino + fluorouracilo
	Docetaxel + oxaliplatino + fluorouracilo
	Docetaxel + carboplatino + fluorouracilo
	ECF (epirubicina + cisplatino + fluorouracilo)
	Epirubicina + oxaliplatino + fluorouracilo
	Epirubicina + cisplatino + capecitabina
	Epirubicina + oxaliplatino + capecitabina

*Trastuzumab se debe administrar con la quimioterapia si las células cancerosas tienen demasiados receptores del HER2.

Guía 12. Tratamientos integrales de segunda línea

Regímenes preferidos	Otros regímenes
Ramucirumab + paclitaxel	Irinotecán + cisplatino
Docetaxel	Irinotecán + fluoropirimidina (5-FU o capecitabina)
Paclitaxel	Docetaxel + irinotecán
Irinotecán	Docetaxel + irinotecán
Ramucirumab	

Tratamiento integral

Los médicos utilizan el término “integral” cuando se refieren al tratamiento del cáncer para todo el cuerpo. La quimioterapia es el tipo de tratamiento integral más frecuente para el cáncer de estómago.

El tratamiento selectivo es el tratamiento farmacológico más moderno para tratar los cánceres de estómago más avanzados. Trastuzumab es un fármaco de este tipo. Se lo debe administrar con la quimioterapia de primera línea si las células cancerosas tienen demasiados receptores del HER2 excepto que esté tomando una antraciclina. La epirubicina es una antraciclina.

La **Guía 11** describe los regímenes terapéuticos utilizados en primer lugar para tratar los cánceres avanzados. Su médico elegirá el régimen terapéutico de acuerdo con su estado de salud y los efectos secundarios del tratamiento. Los regímenes terapéuticos que constan de dos medicamentos tienen efectos secundarios menos graves que los regímenes terapéuticos de tres fármacos. Si recibe 5-FU, se puede agregar ácido folínico para limitar los efectos secundarios de la quimioterapia. Independientemente del tratamiento que reciba, debe asesorarse sobre los efectos secundarios de manera periódica.

La **Guía 12** describe los tratamientos que se indican si el cáncer no responde a los regímenes terapéuticos de primera línea. El mejor régimen terapéutico para usted depende de sus tratamientos anteriores y de su estado funcional. Los tratamientos preferidos en la Guía 12 han demostrado mediante ensayos clínicos bien diseñados que controlan la extensión del cáncer mejor que otros tratamientos.

Control de síntomas

El cáncer o su tratamiento pueden causar síntomas desagradables y, en ocasiones, perjudiciales. Uno de los síntomas más comunes entre las personas con cáncer de estómago es el sangrado. El sangrado puede estar causado por el cáncer o por el tratamiento.

La endoscopía puede utilizarse para detener el sangrado. Los métodos endoscópicos incluyen inyecciones, grapas y calor. El tratamiento endoscópico puede ser efectivo al principio pero, a menudo, el sangrado puede volver a aparecer. Se necesita más investigación para conocer la efectividad del tratamiento endoscópico.

Hay otras dos opciones de tratamiento además del endoscópico. Puede utilizarse la embolización para cerrar u obstruir vasos sanguíneos. Algunos investigadores apoyan el uso de radioterapia externa para controlar el sangrado. La radioterapia externa detiene la pérdida de sangre reciente y continua.

Se puede indicar inhibidores de bomba de protones para el sangrado. Sin embargo, no está clara su efectividad para detener el sangrado. Se necesita más investigación.

Otros síntomas relacionados con el cáncer de estómago incluyen dolor y náuseas, con o sin vómitos. El dolor se puede controlar con radioterapia, quimioterapia, analgésicos y otros métodos. De igual modo, hay medicamentos y otros métodos que pueden ayudarlo a detener las náuseas y los vómitos. El tratamiento para estos síntomas depende de si están causados por un tumor que obstruye el intestino. Consulte más detalles en la próxima sección, *Obstrucción gastrointestinal*.

Es posible que tenga otros síntomas que no se describen en este documento. Si tiene un síntoma nuevo o algún síntoma ha empeorado, avise a su equipo de tratamiento. Es posible que se puedan tomar medidas para ayudarlo a sentirse mejor.

Obstrucción gastrointestinal

El cáncer puede impedir que los alimentos pasen a través del estómago y los intestinos. Si su médico cree que hay una obstrucción, es necesario realizar estudios. Se puede introducir un endoscopio por la garganta hasta llegar al estómago para que su médico pueda ver. Otra opción es ingerir un medio de contraste mientras se le toma una radiografía. Las radiografías se utilizan para crear un video en vivo del interior de su estómago. Esta es una evaluación radioscópica.

La endoscopía puede utilizarse para desobstruir el estómago. Este tratamiento implica la colocación de un delgado stent metálico mientras está sedado. El stent se puede colocar en la abertura entre el esófago y el estómago o en la abertura entre el estómago y el intestino delgado. El stent se expande en la abertura y permanece en el cuerpo para permitir que pasen los alimentos. La colocación del stent no requiere internación.

Otro tratamiento para la obstrucción es la cirugía. Requiere anestesia general. La cirugía puede crear una derivación alrededor de la obstrucción o extirpar parte del estómago.

Reducir el tumor también puede ayudar a desobstruir el estómago. Para reducir el cáncer, se puede utilizar radioterapia externa o quimioterapia.

Repaso

- El tratamiento endoscópico y la cirugía son opciones para el cáncer de estómago alojado en la primera capa de la pared estomacal. La cirugía puede estar seguida por quimiorradiación para tratar de impedir que reaparezca el cáncer.
- Para los tumores locorregionales, se utiliza cirugía o quimiorradiación para tratar de curar el cáncer. Puede recibir quimioterapia o quimiorradiación antes de la cirugía para reducir el cáncer. Puede recibir quimioterapia o quimiorradiación después de la cirugía para tratar de impedir que vuelva el cáncer. El cáncer locorregional incurable se puede tratar con tratamiento de apoyo.
- El cáncer metastásico que se ha expandido a sitios distantes se puede tratar con tratamiento de apoyo. El tratamiento de apoyo puede incluir tratamiento para desacelerar la extensión del cáncer y para prevenir o reducir los síntomas que causa el cáncer. Hay muchas opciones de tratamientos farmacológicos si tiene un buen estado de salud como para soportar los efectos secundarios.

NCCN National Comprehensive Cancer Network®

6 Toma de decisiones acerca del tratamiento

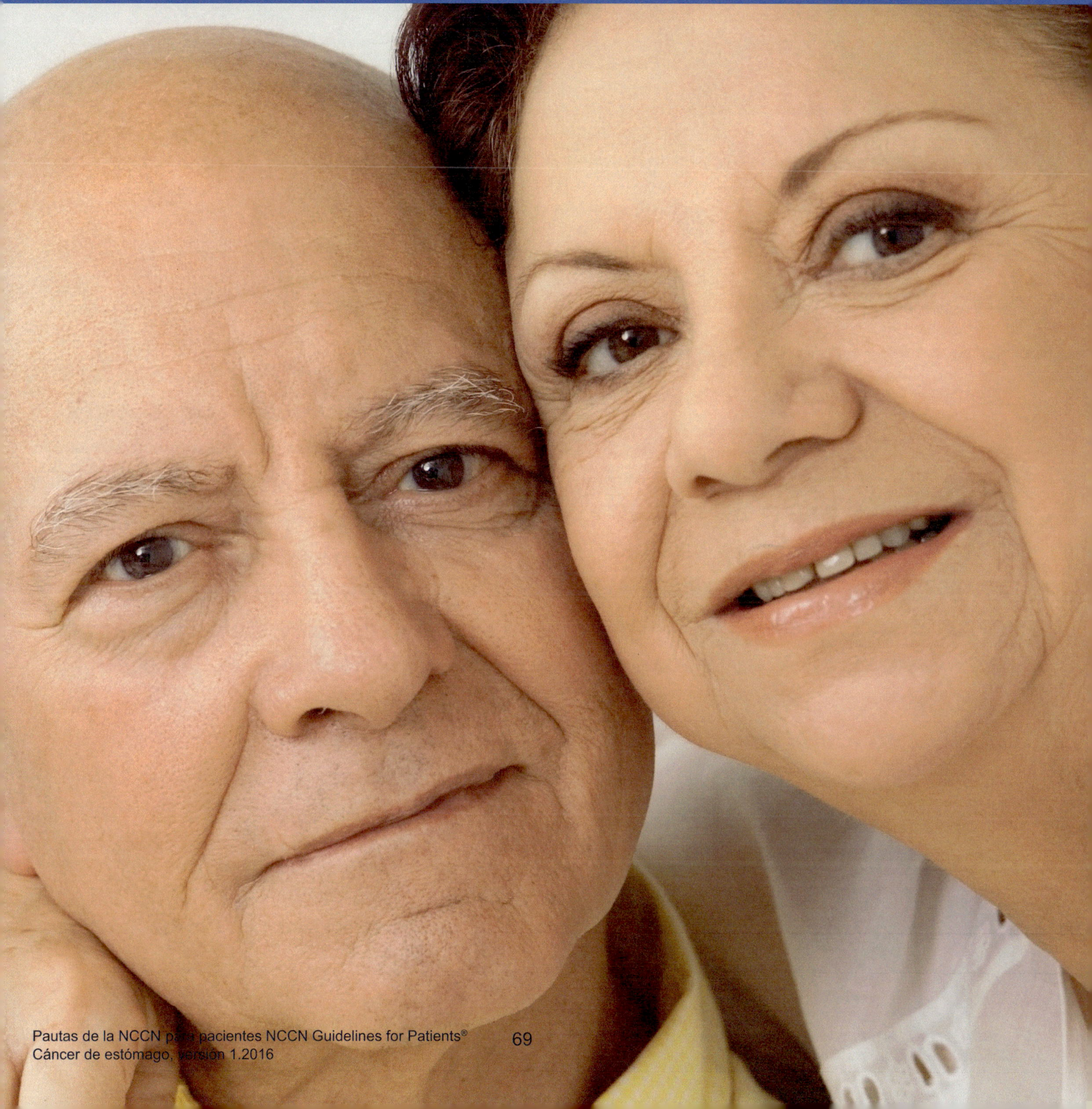

6 Toma de decisiones acerca del tratamiento

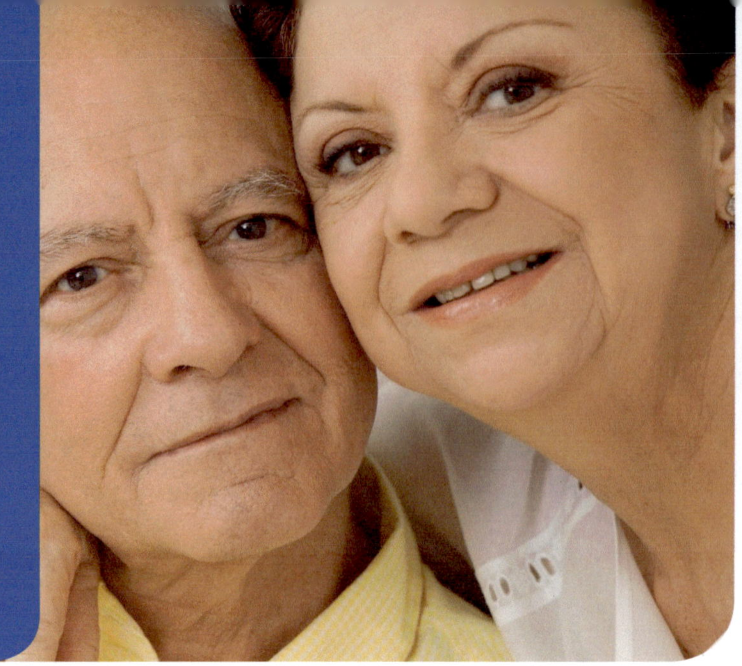

Tener cáncer es muy estresante. Mientras acepta el hecho de que tiene cáncer, debe aprender sobre los estudios y tratamientos. Además, resulta poco el tiempo que tiene para aceptar un plan de tratamiento. Las Partes 1 a 5 describen el cáncer y las opciones de estudios y tratamientos recomendados por los expertos de la NCCN. Estas opciones se basan en la ciencia y en el consenso entre los expertos de la NCCN. La Parte 6 tiene como objetivo ayudar a tomar decisiones que coincidan con sus creencias, deseos y valores.

"Me operaron el 16 de agosto de 2016. Ahora estoy tratando de ver cómo será mi vida sin estómago. No diría que fue fácil, pero definitivamente vale la pena no tener todas esas probabilidades en contra. Espero envejecer con mi esposo y poder estar presente para mi hija que ahora tiene 4 años. Espero verla crecer, aprender y transformarse en una mujer increíble y, por supuesto, estar presente durante todos esos acontecimientos en la vida hacen que valga la pena haber perdido el estómago".

Heather Huus
Defensora, No Stomach For Cancer

Es su decisión

El papel que los pacientes desean desempeñar al elegir su tratamiento puede diferir. Es posible que se sienta incómodo teniendo que tomar decisiones acerca del tratamiento. Puede resultar difícil oír o saber lo que dicen los demás. Esto puede deberse al alto nivel de estrés. El estrés, el dolor y los medicamentos pueden limitar su capacidad para tomar buenas decisiones. Es posible que se sienta incómodo porque no sabe mucho sobre el cáncer. Nunca había oído las palabras que se utilizan para describir el cáncer, los estudios y los tratamientos. De igual modo, es posible que crea que su opinión no sea mejor que la de sus médicos.

Sus médicos le darán la información que necesita para tomar una decisión informada. Cuando la enfermedad es incipiente, generalmente hay muchas buenas opciones. Es muy bueno que haya múltiples opciones.

Dejar que los demás decidan qué opción es mejor puede hacerlo sentir más relajado. Pero, ¿quién desea que tome las decisiones por usted? Puede confiar en los médicos para que ellos tomen las decisiones correctas. Sin embargo, es posible que sus médicos no le digan cuál elegir si hay diversas opciones buenas. También puede pedir ayuda a sus seres queridos. Ellos pueden recopilar información, hablar en su nombre y compartir la toma de decisiones con sus médicos. Aun cuando los demás decidan qué tratamiento recibirá, usted debe firmar un consentimiento.

Por otro lado, es posible que desee tomar la delantera o compartir la toma de decisiones. La mayor parte de los pacientes lo hacen. En el caso de compartir la toma de decisiones, sus médicos comparten información con usted, evalúan las opciones y se ponen de acuerdo sobre un plan de tratamiento. Sus médicos conocen la ciencia detrás de su plan, pero usted conoce sus intereses y objetivos. Al trabajar en conjunto, es probable que obtenga una mejor calidad de atención y esté más satisfecho. Y muy probablemente reciba el tratamiento que desea, en el lugar que desea y con los médicos que desea.

Preguntas para los médicos

Probablemente se reúna con expertos de diferentes campos de la medicina. Se esfuerce por tener conversaciones útiles con cada persona. Prepare las preguntas antes de su visita y haga preguntas si la persona no es clara. Lleve un anotador para escribir. También puede grabar sus conversaciones y solicitar copias de su historia clínica. Puede resultar útil que su cónyuge, pareja o un amigo lo acompañe a estas consultas. Es posible que también pueda asistir un defensor o un orientador de pacientes. Pueden ayudarlo a hacer preguntas y recordar lo que se dijo. Las preguntas recomendadas incluyen:

¿Cuál es mi diagnóstico y pronóstico?

Es importante saber que hay distintos tipos de cáncer. El cáncer puede ser muy diferente incluso cuando las personas tienen un tumor en el mismo órgano. De acuerdo con los resultados de sus estudios, los médicos pueden decirle qué tipo de cáncer tiene. Y también darle un pronóstico. El pronóstico es una predicción de las características y evolución de una enfermedad. Conocer el pronóstico puede afectar su decisión sobre el tratamiento.

1. ¿Dónde comenzó el cáncer? ¿En qué tipo de célula?
2. ¿Es común este cáncer?
3. ¿Cuáles el estadio del cáncer? ¿Este estadio significa que el cáncer se ha extendido mucho?
4. ¿Es un cáncer de crecimiento rápido o lento?
5. ¿Tengo cáncer de estómago hereditario? ¿Debería recibir asesoramiento genético? ¿Mi familia también?
6. ¿Qué otros resultados de estudios son importantes?
7. ¿Con qué frecuencia estos estudios dan mal?
8. ¿Me daría una copia del informe anatomopatológico y de los resultados de los otros estudios?
9. ¿Se puede curar el cáncer? Si no es curable, ¿el tratamiento puede impedir que el cáncer se extienda?

¿Cuáles son mis opciones?

No hay un único tratamiento que sea mejor para todos los pacientes. A menudo, hay más de una opción, además de las opciones de ensayos clínicos. Su médico analizará los resultados de los estudios y le recomendará las opciones de tratamiento.

1. ¿Qué sucederá si no hago nada?
2. ¿Puedo controlar cuidadosamente el cáncer?
3. ¿Consulta las recomendaciones de la NCCN cuando analiza las opciones?
4. ¿Sugiere opciones diferentes a las que recomienda la NCCN? Si es así, ¿por qué? ¿En qué fuentes se basan estas opciones?
5. ¿De qué manera mi edad, salud y otros factores afectan mis opciones?
6. ¿Qué opción ha demostrado ser más efectiva?
7. ¿Qué opciones carecen de evidencia científica?
8. ¿Cuáles son los beneficios de cada opción? ¿Alguna opción ofrece una cura? ¿Tengo mejores posibilidades con una opción que con otra? ¿Qué opciones protegen la mayor cantidad de tejido sano? ¿Alguna de las opciones es menos invasiva? ¿Consume menos tiempo? ¿Es más económica?
9. ¿Cuáles son los riesgos de cada opción? ¿Cuáles son las posibles complicaciones? ¿Cuáles son los efectos secundarios comunes y los poco frecuentes? ¿Efectos secundarios de largo y corto plazo? ¿Efectos secundarios graves o leves? ¿Otros riesgos?
10. ¿Qué se puede hacer para evitar o aliviar los efectos secundarios del tratamiento?
11. ¿Cuáles son las posibilidades de que vuelva el cáncer?

¿Qué me exige cada una de las opciones?

Muchos pacientes consideran cómo afectará sus vidas cada opción en la práctica. Esta información puede ser importante porque usted tiene familia, trabajo y otras obligaciones que atender. Además, es posible que esté preocupado por obtener la ayuda que necesita. Si existe más de una opción, elegir la alternativa que sea menos exigente puede ser importante para usted:

1. ¿Tendré que ir al hospital o a otro lado? ¿Con qué frecuencia? ¿Cuánto dura cada visita?
2. ¿Puede elegir cuándo comenzar el tratamiento? ¿Puedo elegir los días y horarios de tratamiento?
3. ¿Cómo me preparó para el tratamiento? ¿Tengo que dejar de tomar alguno de mis medicamentos? ¿Tengo que evitar algunos alimentos?
4. ¿Tengo que ir acompañado a los tratamientos?
5. ¿Duele el tratamiento?
6. ¿Cuánto cuesta el tratamiento? ¿Cuánto cubre mi seguro?
7. ¿Voy a faltar al trabajo o la universidad? ¿Podré conducir?
8. ¿Necesito cuidados en mi hogar después del tratamiento? Si es así, ¿de qué tipo?
9. ¿Podré ocuparme de mi propia salud en poco tiempo?
10. ¿Cuándo podré volver a mis actividades normales?

¿Qué experiencia tiene?

Cada vez más investigaciones demuestran que los pacientes tratados por médicos más experimentados obtienen mejores resultados. Es importante saber si un médico es experto en el tratamiento del cáncer que está ofreciendo.

1. ¿Tiene certificación de especialidad? Si es así, ¿en qué área?
2. ¿Cuántos pacientes como yo ha tratado?
3. ¿Cuántos procedimientos como el que me sugiere ha realizado?
4. ¿Este tratamiento es una parte importante de su ejercicio profesional?
5. ¿Cuántos de sus pacientes han sufrido complicaciones?

Evaluación de sus opciones

Decidir qué opción es la mejor puede resultar difícil. Los médicos de diferentes campos de la medicina pueden tener diferentes opiniones sobre cuál es la mejor opción para usted. Esto puede ser muy confuso. Es posible que su cónyuge o pareja no coincidan con la opción que usted desea. Esto puede ser estresante. En algunos casos, no se ha demostrado que una opción sea más efectiva que otra y, por lo tanto, la ciencia no resulta útil. A continuación, se describen algunas maneras de decidir sobre el tratamiento.

2.ª opinión

La época alrededor del diagnóstico del cáncer es muy estresante. Las personas con cáncer, a menudo, desean empezar el tratamiento lo antes posible. Quieren que desaparezca su cáncer antes de que se extienda. Si bien no se puede ignorar el cáncer, hay tiempo para pensar y elegir qué opción es mejor para usted.

Es posible que desee que otro médico analice los resultados de sus estudios y sugiera un plan de tratamiento. Esto se llama obtener una 2.ª opinión. Usted puede confiar plenamente en su médico, pero una 2.ª opinión sobre qué opción es la mejor puede ayudarlo.

Es necesario enviar al médico que le dará la 2.ª opinión copias del informe patológico, un DVD de los estudios por imágenes y los resultados de otros estudios. Algunas personas se sienten incómodas para pedir copias a sus médicos. Sin embargo, obtener una 2.ª opinión es parte normal del tratamiento del cáncer.

Cuando los médicos tienen cáncer, la mayoría consulta a más de un colega antes de elegir su tratamiento. Es más, algunos planes de salud exigen una 2.ª opinión. Si su plan de salud no cubre el costo de una 2.ª opinión, tiene la opción de pagarla usted mismo.

Si las dos opiniones coinciden, puede sentirse más tranquilo sobre el tratamiento que recibirá. Si las opiniones son diferentes, considere solicitar una 3.ª opinión. Una 3.ª opinión puede ayudarlo a decidir entre las diversas opciones. Elegir el tratamiento para el cáncer es una decisión muy importante. Puede afectar la calidad de vida y su duración.

Grupos de apoyo

Además de hablar con los expertos en salud, puede ayudarlo hablar con pacientes que han estado en sus zapatos. Los grupos de apoyo suelen estar formados por personas en diferentes etapas del tratamiento. Algunas pueden estar en el proceso de toma de decisiones, mientras otras pueden haber terminado el tratamiento. En los grupos de apoyo, puede hacer preguntas y oír las experiencias de las otras personas con cáncer de estómago.

Comparar beneficios y desventajas

Cada opción tiene beneficios y desventajas. Tenga en cuenta esto cuando decida qué opción es la mejor. Hablar con los demás puede ayudarlo a identificar beneficios y desventajas en las que no había pensado. Clasificar cada factor de 0 a 10 también puede ayudarlo porque algunos factores pueden ser más importantes para usted que otros.

Sitios web

American Cancer Society
www.cancer.org/cancer/stomachcancer/index

Debbie's Dream Foundation: Curing Stomach Cancer
www.DebbiesDream.org

National Cancer Institute
www.cancer.gov/types/stomach

National Coalition for Cancer Survivorship
www.canceradvocacy.org/toolbox

NCCN
www.nccn.org/patients

No Stomach For Cancer
www.nostomachforcancer.org

Repaso

- La toma de decisiones compartida es un proceso en el cual usted y sus médicos planifican el tratamiento en conjunto.
- Hacer preguntas a los médicos es vital para obtener la información que necesita para tomar decisiones informadas.
- Obtener una 2.ª opinión, asistir a grupos de apoyo y comparar los beneficios y desventajas pueden ayudarlo a decidir qué tratamiento es el mejor para usted.

National
Comprehensive
NCCN Cancer
Network®

Glosario

Diccionario
Acrónimos

Diccionario

abdomen
La zona del vientre entre el pecho y la pelvis.

adenocarcinoma
Cáncer de las células que producen fluidos u hormonas.

anatomopatólogo
Médico experto en el análisis de células para descubrir enfermedades.

anestesia general
Pérdida controlada de la vigilia debido a los medicamentos.

antecedentes médicos
Todos los acontecimientos médicos y fármacos tomados hasta la actualidad.

aspiración con aguja fina (AAF)
Extirpación de una muestra de tejido con una aguja pequeña.

bazo
Órgano que se encuentra a la izquierda del estómago que ayuda al cuerpo a protegerse de las enfermedades.

biopsia
Extirpación de pequeñas cantidades de tejido o fluido que se estudian para comprobar si hay enfermedad.

capa muscular de la mucosa
Una delgada capa de músculo dentro de la mucosa de la pared del estómago.

capa muscular propia
La tercera capa de la pared del estómago constituida principalmente por músculo.

cirujano oncólogo
Médico experto en cirugía de cáncer.

diafragma
Lámina de músculos debajo de las costillas que ayuda a respirar a las personas.

diagnóstico por imágenes
Estudio que toma fotografías del interior del cuerpo.

disección de ganglios linfáticos
Tipo de cirugía que extirpa algunas estructuras que combaten enfermedades llamadas ganglios linfáticos.

disección submucosa endoscópica (DSE)
Extirpación de tumores incipientes con un bisturí especial que ha sido introducido por la garganta.

Ecografía endoscópica (EE)
Dispositivo que se introduce por la garganta para tomar imágenes mediante ondas de sonido.

efectos secundarios
Respuestas físicas o emocionales insalubres o desagradables frente al tratamiento.

endoscopía gastrointestinal superior
Utilización de una delgada herramienta que se introduce por la garganta hacia el esófago y el estómago. También llamada esofagogastroduodenoscopía (EGD).

endoscopio
Tubo largo y delgado que se equipa con herramientas y se introduce en la boca.

ensayo clínico
Investigación sobre un estudio o tratamiento para evaluar su seguridad y eficacia.

epitelio
Tejido que tapiza la pared del estómago.

Escala funcional de Eastern Cooperative Oncology Group (Grupo Oncológico Cooperativo de la costa Este, ECOG)
Escala de clasificación sobre la capacidad de una persona para realizar actividades cotidianas.

esófago
Órgano en forma de tubo entre la garganta y el estómago.

esofagogastroduodenoscopía (EGD)
Utilización de una delgada herramienta que se introduce por la garganta hacia el esófago y el estómago. También llamada endoscopía gastrointestinal superior.

estadificación anatomopatológica
Clasificación de la extensión del cáncer según los estudios realizados después del tratamiento.

estadio clínico
Clasificación de la extensión de un tumor de acuerdo con los estudios realizados antes del tratamiento.

estadio del cáncer
Una clasificación acerca de los tumores y la extensión del cáncer.

estado funcional de Karnofsky (KPS)
Escala de clasificación sobre la capacidad de una persona para realizar actividades cotidianas.

examen físico
Estudio del cuerpo por parte de un médico para descubrir signos de enfermedad.

factor de crecimiento endotelial vascular (FCEV)
Molécula que se une a las células que forman los vasos sanguíneos.

ganglio linfático
Pequeño grupo de células especiales que combaten enfermedades que se encuentran en todo el cuerpo.

gastrectomía
Cirugía que extirpa todo el estómago o parte de él.

gastroenterólogo
Médico experto en enfermedades digestivas.

gastrostomía endoscópica percutánea (GEP)
Sonda de alimentación que se introduce a través de un pequeño corte en el estómago.

gen
Instrucciones en las células que genera y controla las células.

hemograma completo (CBC)
Análisis de la cantidad de glóbulos sanguíneos.

hibridación in situ (HIS)
Estudio de laboratorio que muestra el número de un gen específico.

inmunohistoquímica (IHQ)
Estudio de laboratorio de las células cancerosas para descubrir trazas específicas de células involucradas en el crecimiento celular anormal.

intestino delgado
El órgano digestivo que absorbe nutrientes de los alimentos ingeridos.

lámina propia
Tejido conectivo dentro de la mucosa de la pared del estómago.

laparoscopía
Utilización de una delgada herramienta que se introduce en un corte realizado en el abdomen.

linfa
Fluido claro que contiene glóbulos blancos.

margen quirúrgico
Tejido normal alrededor del tumor extirpado durante la cirugía.

medio de contraste
Sustancia que se coloca en el cuerpo para que las imágenes que se toman en los estudios de diagnóstico sean más claras.

metástasis
Diseminación de las células cancerosas del primer tumor a otra parte del cuerpo.

mucosa
La primera capa interna de la pared del estómago.

nutricionista
Experto en alimentos y bebidas saludables.

oncólogo médico
Médico experto en fármacos para el cáncer.

pelvis
Área del cuerpo entre los huesos de la cadera.

perfil bioquímico general
Medición de la cantidad de sustancias químicas en la sangre.

quimiorradiación
Tratamiento que combina quimioterapia con radioterapia.

quimioterapia
Fármacos que detienen el ciclo vital de las células para que no puedan aumentar en cantidad.

radiólogo
Médico experto en interpretación de estudios de diagnóstico por imágenes.

radiooncólogo
Médico experto en tratamiento radiológico.

radioterapia de intensidad modulada (RIM)
Radioterapia que utiliza pequeños haces de diferente intensidad según el espesor del tejido.

radioterapia externa (EBRT)
Radioterapia que se aplica desde un equipo que se encuentra fuera del cuerpo.

radioterapia
Uso de radiación para tratar el cáncer.

receptor 2 del factor de crecimiento epidérmico humano (HER2)
Proteína que se encuentra en el borde de una célula y envía señales para que crezca la célula.

receptor superficial
Proteínas que se encuentran en el borde de una célula y envía señales para que crezca la célula.

recidiva
La reaparición del cáncer después del tratamiento.

resección endoscópica de la mucosa (REM)
Extirpación de tumores incipientes con un asa que ha sido introducida por la garganta.

resección endoscópica
Tratamiento que extirpa los tumores incipientes con una herramienta que ha sido introducida por la garganta.

sedante
Fármaco que ayuda a relajarse o a dormir a las personas.

serosa
La capa externa de la pared del estómago que produce fluido para que los órganos puedan deslizarse contra los otros. También llamada peritoneo visceral.

sistema digestivo
Grupo de órganos que descompone los alimentos para que el cuerpo pueda utilizarlos.

sonda de yeyunostomía (sonda yeyunal)
Sonda de alimentación que se introduce mediante un corte en el intestino.

submucosa
La segunda capa de la pared del estómago constituida principalmente por tejido conectivo.

subserosa
Delgada capa de tejido conectivo dentro de la pared del estómago.

tomografía computada (TC)
Estudio que utiliza rayos X para ver partes del cuerpo.

tomografía por emisión de positrones/tomografía computada (TEP/TC)
Estudio que utiliza material radioactivo y rayos X para ver la forma y la función de partes del cuerpo.

tratamiento de apoyo
Tratamiento de los síntomas de una enfermedad.

tratamiento primario
El tratamiento principal que se utiliza para eliminar el cáncer del cuerpo.

tratamiento selectivo
Fármacos que detienen el proceso de crecimiento específico de las células cancerosas.

tumor primario
La primera masa de células cancerosas en el cuerpo.

unión esofagogástrica (UEG)
Área donde se unen el esófago y el estómago.

Acrónimos

AAF
aspiración con aguja fina

ADN
ácido desoxirribonucleico

AJCC
Comité Conjunto Estadounidense sobre el Cáncer

CBC
hemograma completo

CCHNP
cáncer colorrectal hereditario no asociado a poliposis

CGDH
cáncer gástrico difuso hereditario

DSE
disección submucosa endoscópica

EBRT
radioterapia externa

ECOG
Eastern Cooperative Oncology Group (Grupo Oncológico Cooperativo de la costa Este)

EE
ecografía endoscópica

EGD
esofagogastroduodenoscopía

FCEV
factor de crecimiento endotelial vascular

FDA
Administración de Alimentos y Medicamentos

GEP
gastrostomía endoscópica percutánea

GI
gastrointestinal

HER2
receptor 2 del factor de crecimiento epidérmico humano

HIS
hibridación in situ

IHQ
inmunohistoquímica

KPS
estado funcional de Karnofsky

MAC
medicina alternativa y complementaria

PAF
poliposis adenomatosa familiar

REM
resección endoscópica de la mucosa

RIM
radioterapia de intensidad modulada

RTC-3D
radioterapia conformada tridimensional

Sonda yeyunal
sonda de yeyunostomía

TC
tomografía computada

TEP
tomografía por emisión de positrones

TEP/TC
tomografía por emisión de positrones/tomografía computada

UEG
unión esofagogástrica

Abreviaturas y acrónimos de la NCCN

NCCN®
National Comprehensive Cancer Network®

NCCN Guidelines®
Pautas de práctica clínica en oncología NCCN Clinical Practice Guidelines in Oncology®

Pautas de la NCCN para pacientes
Pautas de la NCCN para pacientes NCCN Guidelines for Patients®

Avisos sobre recaudación de fondos de los estados

FLORIDA: ES POSIBLE SOLICITAR UNA COPIA DE LA INFORMACIÓN FINANCIERA Y DE LA INSCRIPCIÓN OFICIAL DE LA FUNDACIÓN NCCN FOUNDATION A LA DIVISIÓN DE SERVICIOS PARA EL CONSUMIDOR LLAMANDO SIN CARGO DENTRO DEL ESTADO AL 1-800-HELP-FLA. LA INSCRIPCIÓN NO IMPLICA AVAL, APROBACIÓN NI RECOMENDACIÓN POR PARTE DEL ESTADO. NÚMERO DE INSCRIPCIÓN EN FLORIDA CH33263. **GEORGIA:** La siguiente información se enviará previa solicitud: (A) Una descripción completa y justa de los programas y actividades de la fundación NCCN Foundation; y (B) Una declaración o extracto financiero que será consecuente con la declaración financiera que se debe presentar ante el Secretario de Estado conforme a la Sección 43-17-5 del Código. **KANSAS:** Se ha presentado ante la Secretaría de Estado el informe financiero anual de la Fundación NCCN Foundation, 275 Commerce Drive, Suite 300, Fort Washington, PA 19034, 215-690-0300, Registro Estatal nro. 445-497-1. **MARYLAND:** Puede solicitarse una copia del informe financiero de la fundación NCCN llamando a su teléfono: 215-690-0300 o escribiendo a 275 Commerce Drive, Suite 300, Fort Washington, PA 19034. Por el costo de la copia y el franqueo, los documentos y la información archivados en virtud de la ley de organizaciones benéficas de Maryland pueden obtenerse en la Secretaría de Estado, División de Organizaciones Benéficas, Legislatura, Annapolis, MD 21401, 1-410-974-5534. **MICHIGAN:** Número de inscripción MICS 45298. **MISISIPI:** Es posible solicitar la información financiera y la inscripción oficial de la fundación NCCN Foundation a la oficina de la Secretaría de Estado llamando al 888-236-6167. La inscripción en la Secretaría de Estado no implica aval por parte de esta dependencia. **NUEVA JERSEY:** LA INFORMACIÓN PRESENTADA AL PROCURADOR GENERAL ACERCA DE ESTA SOLICITUD BENÉFICA Y EL PORCENTAJE DE LAS CONTRIBUCIONES RECIBIDAS POR LA ORGANIZACIÓN BENÉFICA DURANTE EL ÚLTIMO PERÍODO DE NOTIFICACIÓN QUE SE DEDICARON A OBJETIVOS BENÉFICOS PUEDE SOLICITARSE AL PROCURADOR GENERAL DEL ESTADO DE NUEVA JERSEY COMUNICÁNDOSE AL (973) 504-6215 Y ESTÁ DISPONIBLE EN INTERNET EN www.njconsumeraffairs.gov/ocp.htm#charity. LA INSCRIPCIÓN ANTE EL PROCURADOR GENERAL NO IMPLICA AVAL. **NUEVA YORK:** Puede solicitarse una copia de la última declaración financiera anual de la fundación NCCN Foundation, 275 Commerce Drive, Suite 300, Fort Washington, PA 19034 o a la Oficina de Organizaciones Benéficas, Departamento Legal. 120 Broadway, New York, NY 10271. **CAROLINA DEL NORTE: LA INFORMACIÓN FINANCIERA SOBRE ESTA ORGANIZACIÓN Y UNA COPIA DE SU LICENCIA ESTÁN DISPONIBLES EN LA OFICINA DE LICENCIAS PARA ORGANIZACIONES BENÉFICAS DEL ESTADO LLAMANDO AL 888-830-4989 (dentro de Carolina del Norte) o AL (919) 807-2214 (fuera de Carolina del Norte). LA LICENCIA NO IMPLICA AVAL POR PARTE DEL ESTADO.** **PENSILVANIA:** Es posible solicitar la información financiera y de la inscripción oficial de la fundación NCCN Foundation al Departamento de Estado de Pensilvania llamando sin cargo dentro del estado al 800-732-0999. La inscripción no implica aval. **VIRGINIA:** La declaración financiera del último año fiscal está disponible a solicitud en la División de Asuntos del Consumidor del Estado, P.O. Box 1163, Richmond, VA 23218; 1-804-786-1343. **WASHINGTON:** Nuestra organización benéfica está inscrita en la Secretaría de Estado y la información relacionada con nuestros asuntos financieros está disponible en la Secretaría de Estado, en el 800-332-4483, número gratuito para los residentes de Washington. **VIRGINIA OCCIDENTAL:** Los residentes en Virginia Occidental pueden solicitar un resumen de la inscripción y de los documentos financieros en la Secretaría de Estado, Capitolio del Estado, Charleston, WV25305. La inscripción no implica aval.

Consulte sobre deducciones impositivas en el IRS o a un profesional especialista en impuestos. LA INSCRIPCIÓN EN UN ORGANISMO DEL ESTADO O LA ACREDITACIÓN POR PARTE DE ESTE NO CONSTITUYE NI IMPLICA AVAL, APROBACIÓN NI RECOMENDACIÓN POR PARTE DEL ESTADO. Nos preocupa su privacidad, nuestra comunicación con usted y nuestra manera de utilizar y compartir su información. Si desea una copia de la Política de Privacidad de la fundación NCCN Foundation, comuníquese al 215.690.0300 o visite nuestro sitio web **www.nccn.org**.

Miembros del panel de la NCCN para el cáncer de estómago

Jaffer A. Ajani, MD
The University of Texas MD Anderson Cancer Center

Thomas A. D'Amico, MD/Vice Chair
Duke Cancer Institute

Khaldoun Almhanna, MD, MPH
Moffitt Cancer Center

David J. Bentrem, MD, MS
Robert H. Lurie Comprehensive Cancer Center of Northwestern University

Joseph Chao, MD,
City of Hope Comprehensive Cancer Center

Prajnan Das, MD, MS, MPH
The University of Texas MD Anderson Cancer Center

Crystal S. Denlinger, MD
Fox Chase Cancer Center

Paul Fanta, MD
UC San Diego Moores Cancer Center

Farhood Farjah, MD
Fred Hutchinson Cancer Research Center/Seattle Cancer Care Alliance

Charles S. Fuchs, MD, MPH
Dana-Farber/Brigham and Women's Cancer Center

Hans Gerdes, MD
Memorial Sloan-Kettering Cancer Center

Michael Gibson, MD, PhD
Case Comprehensive Cancer Center/ University Hospitals Seidman Cancer Center and Cleveland Clinic Taussig Cancer Institute

Robert E. Glasgow, MD
Huntsman Cancer Institute at the University of Utah

James A. Hayman, MD, MBA
University of Michigan Comprehensive Cancer Center

Steven Hochwald, MD
Roswell Park Cancer Institute

Wayne L. Hofstetter, MD
The University of Texas MD Anderson Cancer Center

David H. Ilson, MD, PhD
Memorial Sloan-Kettering Cancer Center

Dawn Jaroszewski, MD
Mayo Clinic Cancer Center

Kimberly Johung, MD, PhD
Yale Cancer Center/Smilow Cancer Hospital

Rajesh N. Keswani, MD
Robert H. Lurie Comprehensive Cancer Center of Northwestern University

Lawrence R. Kleinberg, MD
The Sidney Kimmel Comprehensive Cancer Center at Johns Hopkins

W. Michael Korn, MD
UCSF Helen Diller Family Comprehensive Cancer Center

Stephen Leong, MD
University of Colorado Cancer Center

Catherine Linn, MD
Vanderbilt-Ingram Cancer Center

A. Craig Lockhart, MD, MHS
Siteman Cancer Center at Barnes Jewish Hospital and Washington University School of Medicine

Quan P. Ly
Fred & Pamela Buffett Cancer Center

Mary F. Mulcahy, MD
Robert H. Lurie Comprehensive Cancer Center of Northwestern University

Mark B. Orringer, MD
University of Michigan Comprehensive Cancer Center

Kyle Perry, MD
The Ohio State University Comprehensive Cancer Center - James Cancer Hospital and Solove Research Institute

George A. Poultsides, MD, MS
Stanford Cancer Institute

Walter J. Scott, MD
Fox Chase Cancer Center

Vivian E. M. Strong, MD
Memorial Sloan-Kettering Cancer Center

Mary Kay Washington, MD, PhD
Vanderbilt-Ingram Cancer Center

Benny Weksler, MD, MBA
The University of Tennessee Health Science Center

Christopher G. Willett, MD
Duke Cancer Institute

Cameron D. Wright, MD
Massachusetts General Hospital

Debra Zelman, Esq
Patient Advocate
Debbie's Dream Foundation: Curing Stomach Cancer

Personal de la NCCN

Nicole McMillian, MS
Guidelines Coordinator

Hema Sundar, PhD
Oncology Scientist/ Senior Medical Writer

Para divulgaciones, visite **www.nccn.org/about/disclosure.aspx**.

Instituciones miembro de la NCCN

Fred & Pamela Buffett Cancer Center
Omaha, Nebraska
800.999.5465
nebraskamed.com/cancer

Case Comprehensive Cancer Center/ University Hospitals Seidman Cancer Center and Cleveland Clinic Taussig Cancer Institute
Cleveland, Ohio
800.641.2422 • UH Seidman Cancer Center
uhhospitals.org/seidman
866.223.8100 • CC Taussig Cancer Institute
my.clevelandclinic.org/services/cancer
216.844.8797 • Case CCC
case.edu/cancer

City of Hope Comprehensive Cancer Center
Los Ángeles, California
800.826.4673
cityofhope.org

Dana-Farber/Brigham and Women's Cancer Center Massachusetts General Hospital Cancer Center
Boston, Massachusetts
877.332.4294
dfbwcc.org
massgeneral.org/cancer

Duke Cancer Institute
Durham, Carolina del Norte
888.275.3853
dukecancerinstitute.org

Fox Chase Cancer Center
Filadelfia, Pensilvania
888.369.2427
foxchase.org

Huntsman Cancer Institute at the University of Utah
Salt Lake City, Utah
877.585.0303
huntsmancancer.org

Fred Hutchinson Cancer Research Center/ Seattle Cancer Care Alliance
Seattle, Washington
206.288.7222 • seattlecca.org
206.667.5000 • fredhutch.org

The Sidney Kimmel Comprehensive Cancer Center at Johns Hopkins
Baltimore, Maryland
410.955.8964
hopkinskimmelcancercenter.org

Robert H. Lurie Comprehensive Cancer Center of Northwestern University
Chicago, Illinois
866.587.4322
cancer.northwestern.edu

Mayo Clinic Cancer Center
Phoenix/Scottsdale, Arizona
Jacksonville, Florida
Rochester, Minnesota
800.446.2279 • Arizona
904.953.0853 • Florida
507.538.3270 • Minnesota
mayoclinic.org/departments-centers/mayo-clinic-cancer-center

Memorial Sloan Kettering Cancer Center
Nueva York, Nueva York
800.525.2225
mskcc.org

Moffitt Cancer Center
Tampa, Florida
800.456.3434
moffitt.org

The Ohio State University Comprehensive Cancer Center - James Cancer Hospital and Solove Research Institute
Columbus, Ohio
800.293.5066
cancer.osu.edu

Roswell Park Cancer Institute
Buffalo, Nueva York
877.275.7724
roswellpark.org

Siteman Cancer Center at Barnes-Jewish Hospital and Washington University School of Medicine
St. Louis, Misuri
800.600.3606
siteman.wustl.edu

St. Jude Children's Research Hospital/ The University of Tennessee Health Science Center
Memphis, Tennessee
888.226.4343 • stjude.org
901.683.0055 • westclinic.com

Stanford Cancer Institute
Stanford, California
877.668.7535
cancer.stanford.edu

University of Alabama at Birmingham Comprehensive Cancer Center
Birmingham, Alabama
800.822.0933
www3.ccc.uab.edu

UC San Diego Moores Cancer Center
La Jolla, California
858.657.7000
cancer.ucsd.edu

UCSF Helen Diller Family Comprehensive Cancer Center
San Francisco, California
800.689.8273
cancer.ucsf.edu

University of Colorado Cancer Center
Aurora, Colorado
720.848.0300
coloradocancercenter.org

University of Michigan Comprehensive Cancer Center
Ann Arbor, Michigan
800.865.1125
mcancer.org

The University of Texas MD Anderson Cancer Center
Houston, Texas
800.392.1611
mdanderson.org

Vanderbilt-Ingram Cancer Center
Nashville, Tennessee
800.811.8480
vicc.org

University of Wisconsin Carbone Cancer Center
Madison, Wisconsin
608.265.1700
uwhealth.org/cancer

Yale Cancer Center/ Smilow Cancer Hospital
New Haven, Connecticut
855.4.SMILOW
yalecancercenter.org

Índice

Made in the USA
Monee, IL
05 November 2026

67383549R00055